südwest

Professor Hademar Bankhofer

BANKHOFERS
KLEINES
GLÜCKSBUCH

Meine besten Tipps für gute Laune, Lust & Liebe

Mit Illustrationen von Reinhard Habeck

Inhalt

Inhalt

Glück ist kein Zufall!

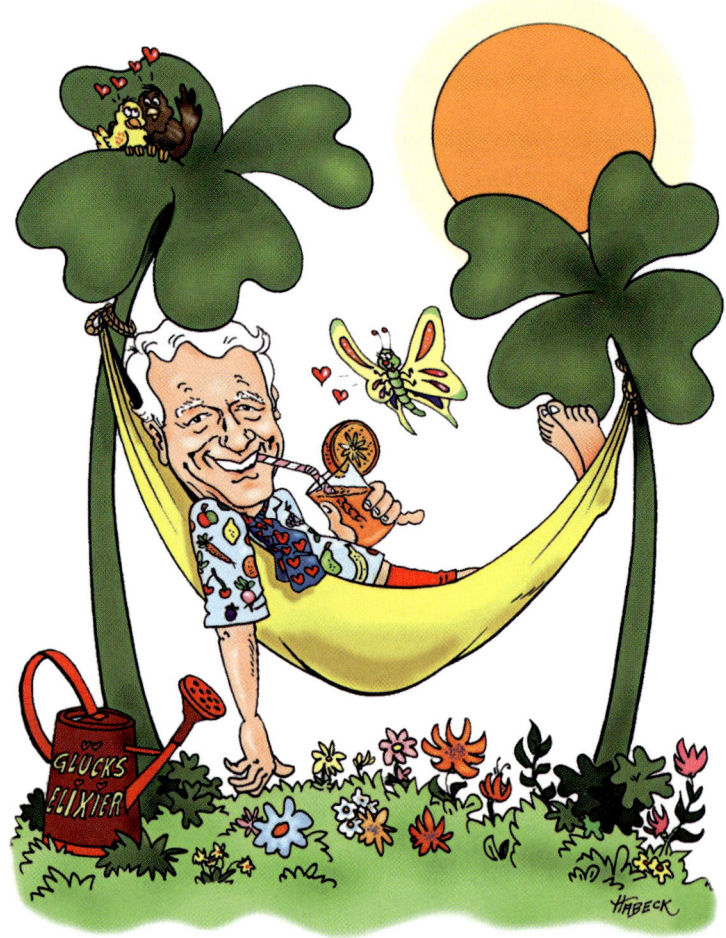

*S*olche Menschen kennt jeder von uns: Sie zerbrechen sich unentwegt über andere den Kopf, befassen sich mit deren Schicksal, anstatt sich um das eigene Leben zu kümmern. Und gerade von diesen Menschen kommen dann Sprüche wie: »Der hat es gut, der ist glücklich. Warum kann das bei mir nicht so sein?« Das ist natürlich Unsinn. Glück ist kein Zufall. Fürs Glücklichsein muss man verdammt viel tun. Ebenso unsinnig ist das alte Sprichwort: »Das Glück ist wie ein Vogel. Es fliegt so schnell wieder weg!« Da kann ich nur sagen: Selbst schuld! Wer glücklich ist, muss weiter fleißig daran arbeiten, dass das auch so bleibt. Man darf sich, wenn man den Status des Glücklichseins erreicht hat, nicht auf seinen Lorbeeren ausruhen.

*O*bacht, auch das muss man wissen: Die Voraussetzungen fürs Glück liegen nicht nur auf der geistig-seelischen Ebene. Es gibt auch ganz banale Faktoren wie eine gesunde, ausgewogene Ernährung, regelmäßige Bewegung, Hinausgehen an die frische Luft. Sie werden jetzt fragen: Warum soll das für mein Glück wichtig sein? Ganz einfach: Fürs Glücklichsein muss unser Gehirn ständig ausreichend Glückshormone produzieren. Dafür aber sind biochemische Substanzen wichtig, die wir über das Essen, Trinken und die Bewegung aufnehmen beziehungsweise selbst im Körper produzieren.

*S*ie sehen: Es bedeutet ein Stück Arbeit, wenn man glücklich sein und bleiben möchte. Dieses Buch soll Ihnen Anregungen und Tipps geben, was man selbst dazu tun kann, um glücklich zu sein.

Viel Glück wünscht Ihnen dabei

Ihr

Hademar Bankhofer

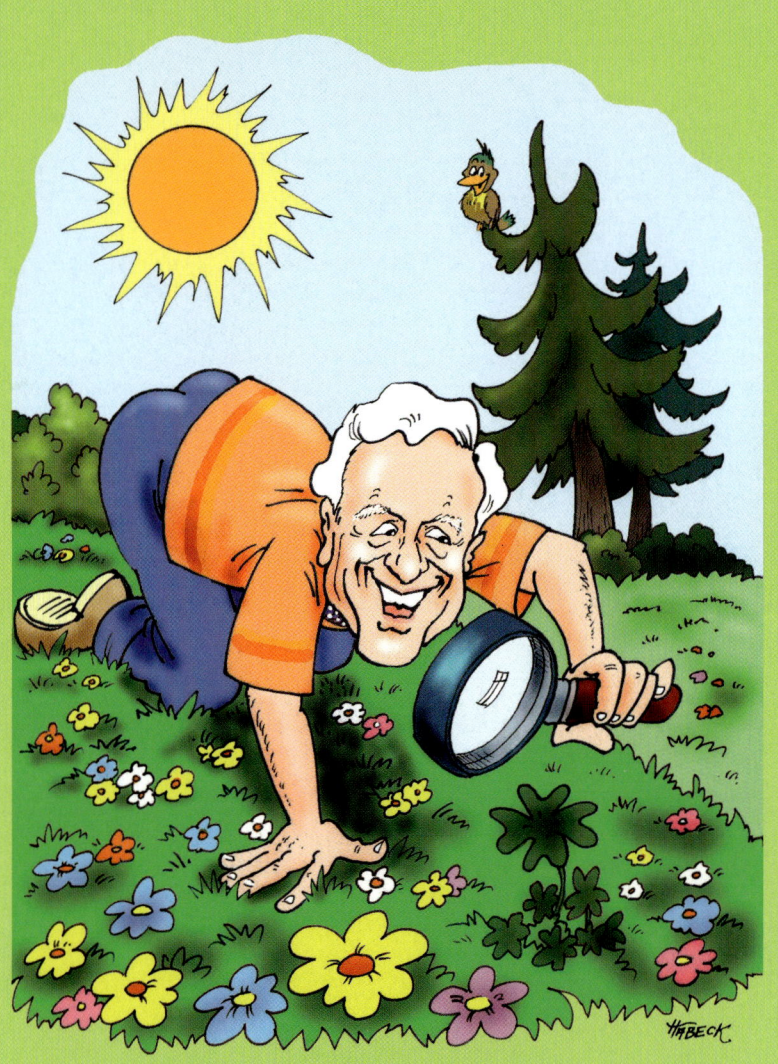

Das kleine Glück hält uns gesund

Ein Mann kommt zu einer prominenten Wahrsagerin und bittet sie: »Ich möchte keine großen Dinge von Ihnen. Ich möchte nicht wissen, ob ich im Lotto gewinnen werde. Ich möchte, dass Sie für mich in die Zukunft schauen, wie es bei mir mit dem kleinen Glück des Alltags aussieht, was mich da so in Zukunft erwartet!« Die Wahrsagerin betrachtet die Karten und sagt dann mit einem Lächeln: »Ihre Karten schauen sehr gut aus. Sie sind ein echter Glückspilz. In den kommenden Jahren werden keine Krankheiten Ihren Weg kreuzen!« Der Mann ist ganz entsetzt, wird bleich und stammelt: »Das ist mein Ruin. Wissen Sie, was das für mich bedeutet? Ich bin Arzt.«

Viele träumen von einem möglichst großen Lottogewinn. Aber wissen Sie, was passiert, wenn das einmal wahr werden sollte? Man hat einen Riesenstress – die Neider, die Angst, das Geld wieder zu verlieren … Irgendwie ist das natürlich auch ein gewisser Trost, wenn man wieder einmal nicht gewonnen hat. Träumen Sie ruhig weiter vom großen Geld. Vergessen Sie dabei aber nicht das wahre kleine Glück, das Sie selbst steuern können: das regelmäßige Treffen mit netten Mitmenschen, die Gartenarbeit im Sommer, der Winterspaziergang im Schnee, ein gutes Essen, eine schöne Reise. Das ist mehr wert als viel Geld!

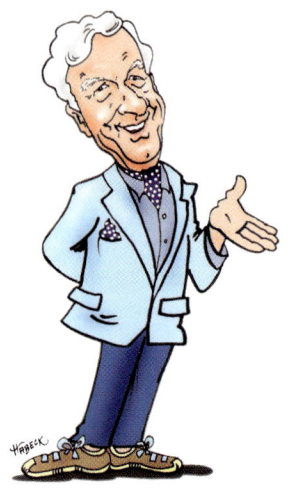

Kennen Sie Ihren Glücksquotienten?

Ein kleiner Test
gibt Ihnen die ehrliche Antwort.

Wir alle wissen seit Langem, dass man die Klugheit und geistige Fitness eines Menschen am IQ, am Intelligenzquotienten, erkennt. Und wir wissen, dass es auch einen EQ gibt, den Gradmesser für emotionale Intelligenz. Und jetzt gibt es einen ganz neuen Begriff, der irgendwie dazwischen liegt. Kennen Sie Ihren GQ? Wissen, Sie was das bedeutet? Das ist der Glücksquotient. Jeder muss sich fragen: Eigne ich mich eigentlich zum Glückspilz? Kann ich mit Glück umgehen? Bin ich fähig, mich so richtig von Herzen zu freuen? Oder muss ich noch sehr viel lernen, um ein Kandidat für eine oder mehrere Glückssträhne(n) zu werden?

Sie sollten daher, bevor Sie sich mit den Rezepten, Anregungen und Tipps fürs Glücklichsein in diesem Buch auseinandersetzen, den Test für Ihren persönlichen Glücksquotienten ehrlich durchführen. Beantworten Sie die folgenden 10 Fragen und zählen Sie dann die Punkte zusammen, die Ihre Antworten ergeben:

1. Wenn Sie von jemandem ein Geschenk bekommen, wie reagieren Sie darauf?

A Sie freuen sich von ganzem Herzen und zeigen das auch?
(10 Punkte)

B Sie sind stolz darauf, ein ehrlicher Mensch zu sein, und nörgeln an dem Geschenk herum?
(0 Punkte)

C Sie können sich nicht freuen, weil Sie im Grunde genommen mit keinem Geschenk zufrieden sind?
(2 Punkte)

D Sie freuen sich, können es aber nicht zeigen?
(7 Punkte)

2. Wenn Sie an einem Wochentag morgens aufstehen – in welcher Stimmung sind Sie?

A Sie freuen sich auf den Tag, fühlen sich aber recht müde?
(7 Punkte)

B Sie haben Angst vor dem Tag und möchten am liebsten im Bett bleiben?
(0 Punkte)

C Sie sehen die Pflichten des Tages wie eine drohende Wand vor sich und sind schlecht gelaunt?
(3 Punkte)

D Sie freuen sich auf den Tag und nehmen sich eine Menge vor?
(10 Punkte)

3. Wenn Sie mit Ihrem Partner innig und intensiv einen Kuss austauschen, was denken Sie dabei?

A Sie versuchen herauszufinden, was Ihr Partner vor Kurzem gegessen hat, was für einen Geschmack Sie da gerade verspüren?
(0 Punkte)

B Sie genießen den Kuss, fragen sich aber ängstlich, ob Ihr Partner das mit jemand anderem auch tut?
(8 Punkte)

C Sie öffnen die Augen und schauen nach, ob Ihr Partner seine Augen auch offen oder geschlossen hat?
(3 Punkte)

D Sie denken an gar nichts. Sie schweben im siebten Himmel, sind einfach weggetreten in Ihrem Kuss-Genuss?
(10 Punkte)

4. Können Sie sich im täglichen Leben auf eine Sache konzentrieren und alles andere von sich wegschieben?

A Sie schaffen das nicht immer, nur manchmal, weil es äußere Einflüsse gibt, die Sie stören?
(7 Punkte)

B Sie beherrschen das perfekt und können alles andere um sich herum vergessen?
(10 Punkte)

C Es fällt Ihnen sehr schwer und Sie schaffen es nicht?
(3 Punkte)

D Sie verlieren die Nerven und können daher viele Aufgaben nicht zufriedenstellend erfüllen?
(0 Punkte)

5. Sind Sie sehr leicht gereizt, zornig und verärgert?

A Sie ärgern sich sehr oft und werden sehr schnell zornig, sind dann aber blitzschnell wieder gut drauf, sind damit aber sehr unberechenbar?
(4 Punkte)

B Diese Stimmung haben Sie sehr selten?
(7 Punkte)

C Das passiert Ihnen so gut wie nie?
(10 Punkte)

D Sie verlieren sehr oft die Nerven und sagen dann oft auch unüberlegte Dinge, die Ihnen später leid tun?
(0 Punkte)

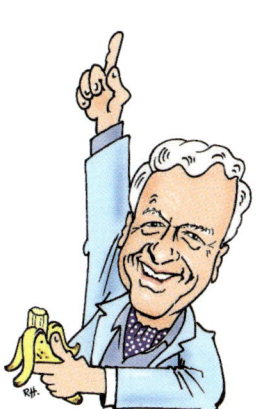

6. Wie reagieren Sie auf Stress-Situationen?

A Sie machen eine Entspannungsübung und trinken viel Wasser?
(10 Punkte)

B Sie zittern am ganzen Körper und kriegen Angst?
(0 Punkte)

C Sie spüren sofort einen Abbau Ihrer Energie und werden kraftlos?
(7 Punkte)

D Sie brauchen sofort eine Zigarette oder eine Tasse starken Kaffee?
(3 Punkte)

7. Was tun Sie, wenn Sie bei einem Spaziergang in der Natur ein vierblättriges Kleeblatt finden?

A Sie tanzen vor Freude, nehmen es mit und nehmen sich für den nächsten Tag noch mehr vor, weil Sie überzeugt sind, dass jetzt alles noch besser gelingt?
(10 Punkte)

B Sie denken sich, dass es ohnehin nur ein dummer Aberglaube ist und steigen über das Kleeblatt hinweg?
(0 Punkte)

C Sie erzählen es allen anderen, damit Ihre Freunde und Bekannten neidisch werden?
(3 Punkte)

D Sie pflücken es und spüren, wie sich in Ihnen positive Energie aufbaut?
(7 Punkte)

8. Wie oft essen Sie im Laufe eines Tages Obst und Gemüse?

A 1-mal
(4 Punkte)

B 1- bis 2-mal
(7 Punkte)

C 3- bis 4-mal
(10 Punkte)

D gar nicht
(0 Punkte)

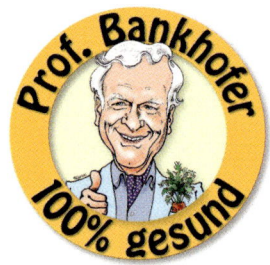

9. Machen Sie anderen Menschen gerne eine Freude?

A Es fällt Ihnen fast nie etwas ein, womit Sie einem anderen Freude bereiten könnten?
(3 Punkte)

B Sie bereiten gern Freude, erwarten im Gegenzug aber, dass man Ihnen auch eine Freude macht?
(7 Punkte)

C Sie leben nach dem Prinzip: »Geben ist besser denn Nehmen!« und genießen es, anderen Freude zu bereiten?
(10 Punkte)

D Sie bereiten anderen prinzipiell keine Freude, weil es die anderen bei Ihnen ja auch nicht tun?
(0 Punkte)

10. Wie reagieren Sie auf eine sensationell positive Nachricht, auf die Sie so sehr gewartet haben?

A Sie strahlen übers ganze Gesicht und wollen sich gern allen Ihren Freunden mitteilen, damit sich diese mit Ihnen freuen können?
(10 Punkte)

B Sie halten die positive Nachricht für selbstverständlich, hätten sich vielleicht sogar noch mehr erwartet?
(0 Punkte)

C Sie weinen vor Freude, ziehen sich aber zurück, bleiben höchstens mit engsten Freunden beisammen?
(7 Punkte)

D Sie werden sofort von negativen Gedanken überrollt, wo denn der Haken an der Sache sein könnte?
(3 Punkte)

Die Auswertung:
So hoch ist Ihr Glücksquotient

80 bis 100 Punkte: Sie haben optimale Voraussetzungen fürs Glück-lichsein. Sie sind ein durch und durch ausgeglichener Mensch, der aus seiner Harmonie viel Energie herausholen kann und aus dieser Zufriedenheit heraus über ein starkes Immunsystem für optimale Gesundheit verfügt.
Ihr Glücksquotient beträgt 95 bis 100 Prozent. Gratulation!

60 bis 80 Punkte: Sie haben ein gutes Rüstzeug fürs Glücklichsein, stehen sich dabei aber sehr oft selbst im Weg. Sie müssen lernen, den Augenblick, die Gegenwart zu genießen. Sie sollten nicht von der Vergangenheit träumen und nicht zu große Pläne schmieden.
Ihr Glücksquotient beträgt 70 bis 95 Prozent. Sie sind auf einem sehr guten Weg!

40 bis 60 Punkte: Sie können mit Ihren Gefühlen nicht richtig umgehen und müssen an sich arbeiten, um genussfähiger zu werden. Das Glück geht oft an Ihnen vorüber und Sie nützen nicht den Augenblick, es zu fassen.
Ihr Glücksquotient liegt derzeit bei nur 50 Prozent! Sie brauchen ein Glücks-Training und sollten sich mit vielen Glücksrezepten ver-traut machen!

0 bis 20 Punkte: Sie sind – zumindest im Moment – kein besonders glücklicher Mensch. Sie müssen viel in Ihrem Leben ändern und müssen anders mit Ihrer Umwelt umgehen. Sie sind derzeit nicht glücksfähig und sollten einen anderen Lebensstil einschlagen. Vor allem sollten Sie nicht immer die Meinung vertreten, dass an dem, was Ihnen widerfährt, prinzipiell immer die anderen schuld sind. Ihr Glücksquotient liegt bei 20 bis 30 Prozent. Starten Sie sofort mit Ihrem persönlichen Glücks-Training und planen Sie für Körper, Geist und Seele eine bessere Lebensqualität. Dann können auch Sie endlich zu einem glücklichen Menschen werden.

20 Schritte zum Glück: Ein einfaches Trainingsprogramm fürs tägliche Leben

Wenn Sie etwas für Ihr Glück tun wollen, dann sollten Sie sich mit diesem speziellen Trainingsprogramm vertraut machen, das ich ganz speziell für dieses Buch entworfen habe. Sie können damit eine gute Basis schaffen, um das Glücklichsein besser zu verstehen, was für die Gesundheit von Körper, Geist und Seele so wichtig ist. Das funktioniert so, wie es in dem alten Spruch heißt: »Jeder ist seines Glückes Schmied!«

Glücksschritt 1 Setzen Sie sich jeden Tag für 2 bis 3 Minuten entspannt hin und denken Sie darüber nach, was Sie brauchen, um glücklich zu sein. Und dann versuchen Sie, es im Laufe des Tages in die Realität umzusetzen.

Glücksschritt 2 Bemühen Sie sich, zu anderen Mitmenschen nett zu sein, Ihnen zu helfen. Loben Sie jene, die in Ihren Augen etwas Positives geleistet haben. Das Lob wird noch am selben Tag oder Tage später als Glück zu Ihnen zurückkommen.

Glücksschritt 3 Geld ist für unser Leben und unsere Lebensqualität wichtig. Verdienen müssen wir unseren Unterhalt »leider« in der Regel mit Arbeit. Aber: Laufen Sie der Kohle nicht verkrampft und fanatisch nach. Im Vordergrund sollte immer die Freude an der Arbeit stehen. Dann kommt im Laufe der Zeit das Geld von selbst. Sie werden sehen!

Glücksschritt 4 Schenken Sie Ihren Mitmenschen ein Lächeln. Das schafft eine Atmosphäre, die auch Sie glücklich macht.

Glücksschritt 5 Schenken Sie anderen Menschen Zeit, kostbare Zeit. Sie machen damit andere glücklich. Und dieser Erfolg fördert wieder in Ihrem Gehirn die Produktion von Glückshormonen.

Glücksschritt 6 Wenn Sie an eine Aufgabe herangehen, dann sagen Sie nicht »Ich muss«, sondern formulieren Sie es ganz einfach um. Sagen Sie: »Ich will!« Dann wird die Arbeit viel mehr Freude machen. Und merken Sie sich: Negativer Stress entsteht immer dann, wenn Sie »Ja« sagen und in Ihrem innersten Inneren »Nein« meinen. Was immer Sie auch tun, tun Sie es gerne!

Glücksschritt 7 Schwächen Sie sich niemals im Lauf des Tages mit dem Satz »Das schaffe ich nicht!« Damit ist schon ein Misserfolg vorprogrammiert. Fragen Sie sich besser: »Was kann ich tun und wie kann ich es tun, damit ich es auf jeden Fall schaffe!« Das macht Sie selbstsicher und glücklich.

Glücksschritt 8 Wenn Sie sich zurückerinnern und auch anderen davon erzählen, dann befassen Sie sich grundsätzlich nur mit den Erfolgen, niemals mit den Misserfolgen.

Glücksschritt 9 Glück in der Zweisamkeit wird nicht nur durch seelische Verbindung und guten Sex dokumentiert. Ganz wichtig für Glücksgefühle ist der Körper- und Hautkontakt. Zärtliche Umarmungen fördern die Produktion von Glückshormonen.

Glücksschritt 10 Wenn Sie im Leben mit unangenehmen Situationen konfrontiert werden, die Sie nicht ändern können, dann versuchen Sie, das Beste für Ihren Vorteil daraus zu machen. Am Ende werden Sie dann mit der Lösung des Problems glücklich sein.

Glücksschritt 11 Sport macht glücklich, aber bedenken Sie immer: Es muss eine Sportart sein, die Ihnen Freude macht. Sie müssen den Sport moderat durchführen, dürfen dabei nicht übertreiben. Wenn Sie sich nicht regelrecht auf Ihren Sport freuen, dann lassen Sie es bleiben und suchen sich eine andere Form der Bewegung. Es hat keinen Sinn, wenn Sie Ihren inneren Schweinehund zu seinem Glück zwingen müssen. Locker bleiben!

Glücksschritt 12 Verwöhnen Sie sich. Genießen Sie Wannenbäder, Sauna, Massagen. Befassen Sie sich mit Ihrem Körper. Nur wer seinen Körper akzeptiert und liebt, so wie er ist, kann glücklich sein. Vergleichen Sie sich nie mit anderen Menschen. So wie Sie gibt es niemand anderes. Erkennen Sie sich als einzigartiges Geschöpf auf dieser Welt.

Glücksschritt 13 Tanzen Sie, so oft Sie Gelegenheit dazu haben: auch zu Hause zur Radiomusik. Bei den harmonischen Tanz-Bewegungen bauen Sie Stress ab und entwickeln Glücksgefühle. Obendrein ist Tanzen eine Naturarznei für die Wirbelsäule. Aber auch allein Musik genießen, fördert die Produktion von Glückshormonen.

Glücksschritt 14 Gehen Sie möglichst einmal die Woche hinaus in die Natur, möglichst allein. Und lassen Sie die Natur auf sich wirken. Nehmen Sie sich Zeit dafür. Beobachten Sie einen Regentropfen, wie er über ein Blatt läuft und dann zu Boden fällt. Erleben Sie einen Baum, dessen Äste sich im Wind wiegen. Verlieren Sie Ihre Blicke im schäumenden Wasser eines Wasserfalles. Oder legen Sie sich in der schönen Jahrszeit in eine Wiese und betrachten Sie die Wolken, die über den Himmel ziehen. Sie werden nach diesen kleinen Meditationen glückserfüllt nach Hause gehen.

Glücksschritt 15 Jeder von uns sollte täglich für die Gesundheit 10.000 Schritte tun. Kaufen Sie sich in der Apotheke einen Schrittzähler, den Sie immer bei sich tragen. Es wird Sie mit Glück, Stolz und Zufriedenheit erfüllen, wenn Sie abends vom Display ablesen, dass Sie tatsächlich 10.000 Schritte oder vielleicht sogar mehr geschafft haben. Sie müssen dafür statt Lift fahren Treppen steigen und auch auf vielen Wegen aufs Auto verzichten.

Glücksschritt 16 Wenn Sie ein Tierfreund sind und es von Ihrer Zeit und Ihrem Lebensstil einteilen können, dann schaffen Sie sich einen Hund oder eine Katze an. In die Augen eines geliebten Tieres zu schauen, mit ihm zu leben, produziert riesige Mengen an Glückshormonen in Ihrem Gehirn.

Glücksschritt 17 Lösen Sie sich in Ihrer Freizeit von der Hektik und dem Stress des Alltags. Wir alle haben oft Glücksdefizite, weil wir uns nicht mehr mit uns befassen können, keine Zeit mehr für langsames Denken und Handeln haben. Wenn Sie das verlernt haben, dann ziehen Sie sich doch einmal für ein paar Tage in ein Kloster zurück.

Glücksschritt 18 Lachen ist nicht nur gesund. Es macht auch glücklich. Nicht nur Ihr eigenes Lachen, sondern auch das Ihrer Mitmenschen. Daher: Wenn Sie eine lustige Geschichte oder einen netten Witz hören, erzählen Sie ihn weiter. Das schafft eine gute Atmosphäre.

Glücksschritt 19 Sie sollten generell nicht gegen Ihren Biorhythmus leben. Wenn Sie spüren, dass Ihnen im Sommer Radfahren oder Joggen gegen 18 Uhr besser tut als am Morgen, dann sollten Sie das auch berücksichtigen. Wenn Sie ein klassischer Morgenmensch sind, dann sollten Sie nicht anderen zuliebe bis Mitternacht in Gesellschaft bleiben oder vor dem Fernsehgerät sitzen. Das hindert Sie am Glücklichsein und kann Krankheiten auslösen.

Glücksschritt 20 Hören Sie Musik. Singen Sie aktiv. Spielen Sie ein Instrument. Das alles schafft Glücksbotenstoffe, sogenannte Neopeptide, die Ihre Seele aufbauen und die Immunkraft stärken. Das hat eine Studie mit Kirchenchor-Sängern an der Universität Frankfurt ergeben.

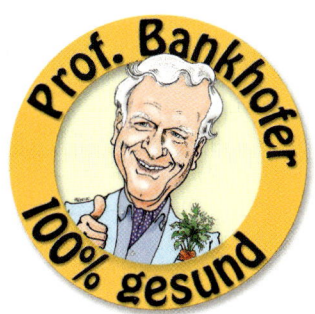

Sei glücklich –
und du bist gesund !

Dass an dieser einfachen Formel etwas Wahres dran ist, haben wir schon immer geahnt. Und das haben wir dank einer britischen Studie nun auch amtlich. Wer glücklich ist, hat ein kräftigeres Herz, einen stabileren Kreislauf und ist den Tücken des stressigen Alltags gegenüber gelassener als unglückliche Zeitgenossen. Und auch gegen die Unbilden der kalten Jahreszeit sind glückliche Menschen eher gefeit als missmutige Mitbürger. Natürlich – eine vitaminreiche Ernährung und eine gesunde Lebensweise sind dafür ebenso unerlässlich, aber dennoch: Wer mit seinem Leben zufrieden ist, hat die besten Karten, den Winter gesund zu überstehen. Denn Wissenschaftler der amerikanischen Carnegie Mellon University in Pittsburgh haben nachgewiesen, dass die innere Kraft, die Stärke, die das Glück verleiht, vor Infektionen schützt und Schnupfen-Viren abwehrt. Unglückliche Menschen dagegen bekommen viel schneller eine Erkältung, einfach deswegen, weil ihr Immunsystem durch eine schlechte seelische Verfassung stark angegriffen ist.

Ansteckende gute Laune Übrigens – wer glücklich ist, hilft damit nicht nur sich, sondern auch seinen weniger glücklichen Mitmenschen. Wie das? Ganz einfach: Gute Laune ist ansteckend. Wer gut gelaunt ist, überträgt seine positive Stimmung auf andere Menschen.

Das »kleine Glück« oder:
Einkaufsbummel – gesünder als ein Lottogewinn

Die einfache Gleichung »Geld = Glück« stimmt nicht unbedingt.
Wer denkt, ein Lottogewinn oder eine unverhoffte Erbschaft
würden zum großen Lebensglück verhelfen, der irrt, wie eine Langzeitstudie eines amerikanischen Psychologen-Teams der Medizinischen Schule der Bostoner Harvard Universität ergeben hat.
Über einen Zeitraum von zehn Jahren wurden rund fünftausend
Menschen untersucht und nach ihrer Erfahrung mit dem Glück
befragt. Und dabei kam Erstaunliches zutage: Das Glück in Form
eines unverhofften Geldsegens, von dem so viele träumen, bleibt
natürlich den meisten verwehrt. Und wenn es doch überraschend
da ist, dann macht es meist nur vorübergehend wirklich glücklich, denn die Hochstimmung vergeht rasch. Zurück vom »großen
Glück« bleiben oft Stress, Sorgen, Magenerkrankungen und ein
geschwächtes Immunsystem.
Warum das so ist? Weil der Mensch nur das »kleine Glück«
genießen kann, sozusagen eine Handvoll Glück, das selbst verschafft und somit überschaubar ist. Das bedeutet: Das Glück, das
uns stark gegen Stress und Krankheiten macht, sind die kleinen,
bescheidenen Höhepunkte, die man sich selbst regelmäßig im
Alltag schafft: mit einem nahestehenden Menschen Kaffee trinken,
ein Einkaufsbummel, ein gutes Gespräch, ungestört lesen oder
Musik hören, eine Radtour, ein ausgiebiges Sonntagsfrühstück. Es
ist also dieses »kleine Glück«, das unsere Immunkraft stärkt, das
Kopfschmerzen, Migräne und Magenprobleme quasi wegzaubern
kann. Unbestreitbarer Vorteil: Auf diese Glückserlebnisse müssen
wir nicht warten, die können wir schließlich selbst planen und –
vor allem – in die Tat umsetzen … Zu diesem alltäglichen Glück

der kleinen Höhepunkte gehört auch der Sinn für Humor. Wer von Herzen lachen und sich über Alltagssituationen freuen kann, der wird Stress und Sorgen besser meistern. Unsere Devise heißt also: den kleinen Glücksmomenten mehr Aufmerksamkeit schenken und nicht alles so ernst nehmen. Auch das ist ein Baustein fürs Glücklichsein.

Lästige kleine Ärgernisse Übrigens: Das Gleiche gilt für die weniger schönen Seiten des Lebens. Großer Ärger ist zwar unangenehm, geht aber doch meist rasch vorüber. Viel gefährlicher für unsere Gesundheit sind die vielen kleinen alltäglichen Ärgernisse: Stau, Mobbing am Arbeitsplatz, Streit mit dem Partner. Daher gilt: Diese muss man zu verhindern wissen. Fünfzig Prozent unserer Erkrankungen werden – so eine Untersuchung der Universität Zürich – durch diese kleinen Ärgernisse verursacht.

Auch ein Glücksfaktor: das Essen

Unerlässlich für die Gesundheit – und damit auch für das Glücklichsein – ist eine gesunde Ernährung. Leider hapert es bei uns gerade daran oft, denn viele essen unter der Woche mangels Zeit oder Gelegenheit zu schnell, zu ungesund und immer wieder dasselbe. Das ist ganz falsch. Sie sollten nie vergessen, dass es Ihrem Körper umso besser geht, je ausgewogener Ihre Ernährung ist und je mehr Zeit Sie sich für die Mahlzeiten nehmen. Denn eine Studie der Universität von Madrid hat ergeben: je abwechslungsreicher die Ernährung, desto gesünder und vitaler der Körper. Ganz wichtig hierbei: Obst und Gemüse aller Art sollten unbedingt auf dem täglichen Speiseplan stehen. Eine Empfehlung der Deutschen Gesellschaft für Ernährung lautet, täglich mindestens fünf Obst- und Gemüsemahlzeiten zu sich zu nehmen. Das hört sich aufwendig an, ist es aber nicht, denn ein Apfel, eine Birne, eine Tomate, ein kleiner Salat oder auch ein Glas Frucht- oder Gemüsesaft reichen schon. Schließlich gilt: Nur wer gesund ist, kann auch glücklich sein!

Schokolade macht glücklich

Wenn aber doch gerade Lebensmittel wie Obst, Gemüse und Vollkornprodukte gut für unseren Organismus sind, wenn gerade sie Beschwerden heilen oder zumindest lindern können, warum greifen dann so viele von uns immer wieder zur Schokolade? Schokolade mit ihrem Gehalt an Kakaopulver und Zucker hat nicht gerade den Ruf, gesund zu sein, im Gegenteil. Sie macht dick und ist ungesund für Menschen mit Magen- und Verdauungsproblemen. Und trotzdem: Wer von uns kennt ihn nicht, diesen Heißhunger nach einem Stück Schokolade, gerade wenn man frustriert, gestresst oder traurig ist oder sich einfach nur nach anstrengender körperlicher oder geistiger Arbeit mit diesem süßen Trost belohnen möchte?

Des Rätsels Lösung: Schokolade macht glücklich! Sie wirkt sich positiv auf unsere Stimmung und Gefühle aus und ist sogar imstande, depressive Verstimmungen zu vertreiben. Diese Wechselwirkung von Schokolade und seelischer Verfassung ist keine bloße Spekulation, sondern wissenschaftlich nachgewiesen. Dies verdanken alle Schoko-Süchtigen dem amerikanischen Mediziner Dr. Michael Liebowitz, der in jahrelangen Untersuchungen die Substanz gefunden hat, welche die Schokolade zu einem süßen Stimulator macht: Es ist ein biogenes Amin mit dem Namen Phenyläthylamin. Diese Substanz wird zwar vom Körper auch selbst produziert, aber nur in sehr kleinen Mengen. Wie wirkt Phenyläthylamin? Es gelangt über das Blut ins Gehirn und steuert von hier aus positive Emotionen, hilft, positive Nervenimpulse weiterzuleiten. Phenyläthylamin wirkt also bei trüber Stimmung wie ein Aufputschmittel. Ach ja, wen es interessiert: Es hat außerdem aphrodisische Wirkung.

Aber – nicht gleich losrennen und eine Tafel Schokolade verputzen. Diese Entdeckung ist nämlich kein Freibrief für ungehemmten Schokoladengenuss. Ein Gramm Schokolade enthält rund sechs Mikrogramm Phenyläthylamin. Laut Dr. Michael Liebowitz können bereits zehn Gramm Schokolade unter Umständen reichen, dass die eigene Stimmung steigt.

Kein Wunder also, dass sich die Menschen, jung und alt, vom Zauber der Schokolade verführen lassen – und das seit rund tausend Jahren. Ein kleines Stück ist gut für manches lebensnotwendige Glücksgefühl.

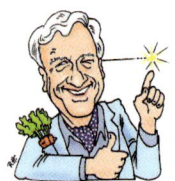

Übrigens Eine Studie der italienischen Universität dell' Aquila hat ergeben, dass Schokolade mit einem hohen Kakaoanteil (siebzig bis fünfundachtzig Prozent) zahlreiche Bioaktivstoffe (Resveratol) liefert. Diese senken den Bluthochdruck, verbessern schlechte Blutzuckerwerte und halten unsere Körperzellen länger jung.

Schokoladiges Dessert Und hier ein Rezept für ein schokoladiges Dessert zum Aufmöbeln der Stimmung (Angaben für eine Person): Ein Eigelb mit 15 g Honig schaumig schlagen, 125 ml Milch, etwas

Salz und 20 g Vollmilchschokolade dazugeben. Im Wasserbad alles zu einer cremigen und steifen Masse schlagen. Nicht kochen lassen! Zwei Blatt weiße Gelatine in etwas kaltem Wasser einweichen, ausdrücken, in die heiße Creme rühren, ein paar Tropfen Cognac dazugeben. Unter Rühren kalt werden lassen. Dreißig Minuten im Kühlschrank stehen lassen. 2 Esslöffel Schlagsahne steif schlagen, ein Eiweiß ebenfalls steif schlagen. Beides in die Creme einrühren. Mit einem Sahneklacks und ein paar Schokosplittern verziert servieren.

Die Heilkraft der Rosen

Auch Geschenke von Freunden, Verwandten oder dem Partner zählen zu den kleinen Freuden des Alltags. Zu den beliebtesten Aufmerksamkeiten gehört ein schöner Blumenstrauß. Besonders begehrt: Rosen.

Wer jetzt denkt, dass Rosen nur die Augen zu erfreuen vermögen, der irrt, denn Rosen können noch viel mehr als einfach nur schön sein. Sie verfügen über eine gewisse Heilkraft, wie französische Ärzte herausgefunden haben. Das Geheimnis der Rosen liegt in ihrem Gehalt an ätherischen Ölen – gerade natürlich im Sommer. Deswegen: Wo immer Sie eine Rose sehen, erfreuen Sie sich an ihrem Anblick und riechen Sie intensiv bis zu fünf Minuten daran. Psychologen haben beobachtet: Schon der Duft von Rosen kann die Seele fröhlich stimmen, fördert positive Gedanken und stärkt die Immunkraft.

Aber die Rose kann noch mehr: Das regelmäßige Einatmen von Rosenduft beeinflusst den Hormonhaushalt der Frau positiv, wie Gynäkologen in Paris herausgefunden haben.

Und für alle, die sich leicht stressen lassen: Beruhigen Sie Ihre Nerven, indem Sie tagsüber mehrmals Rosenöl (aus der Apotheke) unter die Nase reiben.

Rosenblütentee aus der Apotheke verhilft zu guter Laune: Einen Teelöffel Rosenblütenblätter mit einer Tasse kochendem Wasser übergießen, zwei Minuten zugedeckt ziehen lassen, durchseihen, mit etwas Honig süßen, in kleinen Schlucken trinken.

Besonderer Wohlfühltipp Ein Wannenbad mit Rosenblüten. Füllen Sie eine Handvoll getrockneter Rosenblütenblätter in einen Nylonstrumpf und hängen Sie diesen unter das einfließende, heiße Wasser in die Wanne. Baden Sie fünfundzwanzig Minuten darin und atmen Sie dabei den Duft der Rosenblütenblätter tief ein.

Die Macht der Gewohnheit – macht einfach glücklich

Dem Alltag mit seinen regelmäßig wiederkehrenden Ritualen haftet ein negativer Beigeschmack an. Doch völlig zu Unrecht, denn genau diese Rituale sind es, die uns guttun, uns glücklich machen. Es ist erwiesen, dass in dieser Macht der Gewohnheit heilende Kräfte stecken.

Unsere Gewohnheiten sind immer gleich: das Aufstehen, der Gang ins Bad, das Frühstück, der Weg zur Arbeit oder zum Einkaufen, die Kaffeepause, die Lieblingskneipe – nichts ändert sich. Da kann man sich fragen, ob das Bequemlichkeit ist, ein Zeichen für Langeweile, für Spießertum? Doch davon kann keine Rede sein. Die täglichen Rituale sind eine wertvolle Lebenshilfe, um besser mit Stress und Ängsten fertig zu werden – so etwas wie ein Sicherheitsnetz, das in der heutigen modernen Zeit der Unsicherheit und der gestiegenen Anforderungen ein vertrautes Gefühl schafft. Unsere Rituale sind im Tagesverlauf wie Rettungsinseln, auf denen wir uns sicher und wohl fühlen, wo wir Kraft tanken können. Die Vorteile liegen auf der Hand: Wir entlasten unser Gehirn, weil wir automatisch Dinge tun können, ohne darüber groß nachdenken zu müssen. Und wir wissen genau, was uns bei diesen Gewohnheiten erwartet: nämlich immer wieder dieselbe lieb gewordene Situation. Regelmäßige Gewohnheiten sind also wichtig für unsere seelische und körperliche Gesundheit. Dazu kann so viel gehören: die gemeinsam eingenommene Familienmahlzeit etwa, wo alle zusammenkommen und über die Ereignisse des Tages reden können. Das ist viel mehr als bloße Nahrungsaufnahme. Oder auch der Stammtisch des Mannes, die Kaffeerunde der Frau, der Kegelabend, der kleine gemeinsame Umtrunk nach dem Sport – immer wiederkehrende Rituale, die ein Gefühl der Sicherheit vermitteln. Gerade nach einem anstrengenden Tag können Rituale helfen, sich zu entspannen und neue Kräfte zu tanken. Man soll sich da ruhig einigen »Höhlen-Ritualen« hingeben: nach Hause kommen, Schuhe ausziehen, in Wohlfühlkleidung schlüpfen. Es ist ganz wichtig, dass man in der Wohnung eine Ecke, einen Kuschelplatz hat, wo man abschalten, die Arbeit des Tages vergessen kann. Auch der Griff zur Zeitung und zur Fernbedienung ist ein solches willkommenes Anti-Stress-Ritual, ebenso die Lieblingsmusik. Auch Urlaub am immer wieder gleichen Ort kann durch die vertraute Umgebung die bestmögliche Erholung sein – wer das ganze Jahr über Stress hat, strebt nicht nach Abwechslung. Genauso der immer wieder gleiche Freizeitsport zum Stressabbau – da muss nichts Neues her. Ganz klar – Rituale haben nichts mit Langeweile zu tun, sondern sind ein Garant für unser »kleines Glück«.

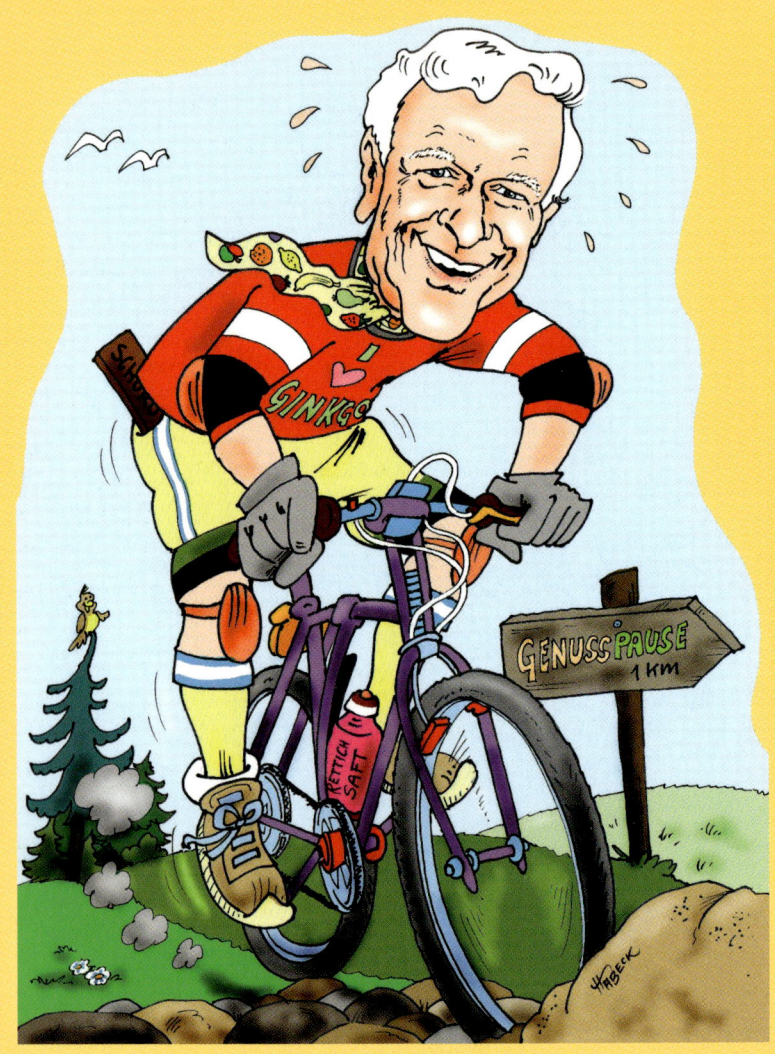

Schön und jung durch Energie und Schwung

Isolde hat eine dreiwöchige Schönheitskur in einem Wellness-Center gemacht. Jetzt war sie zur Nachuntersuchung bei ihrem Arzt. Sie strahlt übers ganze Gesicht, wirkt sehr glücklich. Der Ehemann fragt neugierig: »Na, was hat der Doktor gesagt?« Es sprudelt nur so aus ihr heraus: »Er meint, die Kur hat mir sehr, sehr gutgetan. Ich schaue blendend und viel jünger aus. Meine Haare glänzen, sind samtig weich. Meine Haut ist glatt und zart. Meine Augen sprühen. Meine Brüste sind fest wie bei einem jungen Mädchen …« Da unterbricht sie der Ehemann und fragt spöttisch: »Und was hat er über deinen Riesenarsch gesagt?« Da schüttelt sie den Kopf: »Nein, Schatz: Über dich hat er nicht gesprochen!«

Klar – alle wollen so lange wie möglich jung und schön bleiben. Die Medizin hat dafür sogar eine eigene Wissenschaft geschaffen: Anti-Aging. Viele denken bei diesem bereits etwas überstrapazierten Wort aber in erster Linie an die Schönheitschirurgie: an silikonvergrößerte Brüste, an botoxunterspritzte Lippen, an geliftete Gesichtshaut. Glauben Sie mir: Jungbrunnen-Effekte kann man auch mit Essen, Trinken und mit Sport erreichen … – billiger, gesünder und ganz ohne Nebenwirkungen!

Einfach jung bleiben

Noch nie sind die Menschen so alt geworden wie heute. Das ist zweifellos ein Verdienst der modernen Medizin mit ihren Diagnose- und Behandlungsmöglichkeiten. Doch nur möglichst alt zu werden, ist noch nicht erstrebenswert. Nur wer dabei körperlich und geistig jung bleibt, kann das Altwerden auch genießen. Dazu eine gute Nachricht: Es ist kein unabänderliches Schicksal, wie man altert, denn auch wenn niemand den Prozess des Alterns verhindern kann, so kann doch jeder eine Menge dazu beitragen, ihn möglichst lange auszubremsen. Wir wissen heute: Der Mensch ist – abgesehen von der Anzahl seiner Lebensjahre – immer so jung wie seine Gelenke, seine Blutgefäße, seine Haut, sein Herz, sein Gehirn.

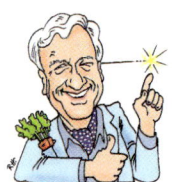 **Gut zu wissen** Warum altern wir überhaupt? Dazu gibt es zwei wissenschaftliche Ansichten. Die erste: Im Laufe des menschlichen Lebens kommt es durch Störungen von innen und außen zu Verschleiß und Abbauprozessen im Organismus, bis dieser dann irgendwann quasi verbraucht ist. Die zweite Ansicht: Wir haben kaum Einfluss auf unsere Lebenserwartung, denn diese ist genetisch genau festgelegt. Das würde bedeuten, dass wir durch unsere Lebensweise nur bedingt Einfluss darauf haben, wie alt wir werden. Die Wahrheit liegt wie so häufig vermutlich irgendwo dazwischen. Sicher ist es genetisch bedingt, ob man für gewisse Krankheiten anfälliger ist oder nicht, doch spielt auch die Lebensweise eine große Rolle.

Wie heißt es so schön – oder so schrecklich? Mit der Geburt beginnt der Weg zum Tod. Wir beginnen, sobald wir auf der Welt sind, zu altern. Wie wir altern, wird durch unsere Lebensweise entschieden beeinflusst. Wer raucht, zu viel Alkohol trinkt, sich zu wenig bewegt, zu viel oder das Falsche isst, zu häufig auch bei nichtigen Anlässen zu Medikamenten greift, der schadet sich und seiner Gesundheit nachhaltig.

Gerade das Essen spielt eine wichtige Rolle für ein gesundes Altern. So sind viele Ärzte, die sich intensiv mit älteren Menschen beschäftigen, der Meinung: Die sogenannten Alterskrankheiten sind meist die Folge einfacher Ernährungsfehler. Eine ausgewogene, abwechslungsreiche Kost hält jung. Man kann es auf einen einfachen Nenner bringen: Ältere Menschen essen entweder zu wenig oder viel zu viel. Gerade alleinstehende Senioren ernähren sich oft aus falscher Bescheidenheit, Unwissenheit oder auch mangelnder Kraft tagelang von Kaffee und Brötchen, in dem Glauben, nicht mehr zu brauchen. Die Folge sind gravierende Mangelerscheinungen an Vitaminen, Mineralstoffen, Spurenelementen, Enzymen und Ballaststoffen, was zu Krankheiten und einem beschleunigten Alterungsprozess führen kann.

Aber es gibt eben auch das andere, nicht minder ungesunde Extrem: eine zu fettreiche und zu fleischlastige Ernährung. Diese kann zu Bluthochdruck, Diabetes, vorzeitiger Arterienverkalkung, Gicht und Rheuma führen.

Mit Obst und Gemüse gegen Krebs Inzwischen ist erwiesen: Menschen, die in zunehmendem Alter frisches Obst und rohes Gemüse in ihren Speiseplan einbauen, erkranken viel seltener an Magen- und Darmkrebs als andere Menschen. Sie sehen: Es ist so leicht, etwas für seine Gesundheit zu tun.

Muss nicht sein – vorzeitiges Altern

Es gibt ein paar einfache Regeln, die ein vorzeitiges Altern verhindern. Wer jetzt in Gedanken an schweißtreibende Fitness-übungen und ausgeklügelte Speisepläne abwinkt, der irrt. Es ist ganz einfach, etwas dafür zu tun, möglichst lange fit und vital zu bleiben.

- *für die Atemwege:* Regelmäßige Bewegung in sauerstoffreicher Luft, am besten draußen in der Natur. Wandern, Radfahren, Gymnastik und Atemübungen sind ein Lebenselixier. Und ganz wichtig: nicht rauchen!

- *für die Knochen und Gelenke:* Nehmen Sie ausreichend Kalzium zu sich. Machen Sie Gymnastikübungen. Wichtig für Frauen: ein ausgeglichener Hormonhaushalt.

- *für die Leber:* nicht zu viel Alkohol. Medikamente nur, wenn sie der Arzt für notwendig hält. Kuren mit Artischockensaft und Artischockenpräparaten.

- *für das Gehirn:* regelmäßig Gedächtnistraining und Konzentrationsübungen machen. Nutzen Sie dabei die Kraft des ältesten Baumes der Welt, des Ginkgobaumes, und machen Sie über mehrere Monate eine Kur mit Dragees aus der Apotheke, die den Wirkstoff »Ginkgo 405« enthalten. Dieser Wirkstoff fördert die Durchblutung des Gehirns.

- *für das Herz:* Gehen Sie regelmäßig zu Fuß. Tun Sie etwas gegen zu hohe Cholesterinwerte. Stärken Sie Herz und Kreislauf unterstützend mit Präparaten (Kapseln) aus der Apotheke, die die wertvollen Wirkstoffe des Weißdorns, Vitamin E und den Herzschutzmineralstoff Magnesium enthalten.

- *für die Nieren:* starke Gewürze meiden. Reichlich trinken – mindestens zwei Liter Mineralwasser oder Kräutertee täglich.

- *für die Haut:* Kein übertriebenes Sonnenbaden. Verwenden Sie Öle und Intensivcremes, die die schützenden Vitamine A und E enthalten.
- *für die Augen:* Erholen Sie die Augen in der Natur. Wenn Sie schlecht sehen, tragen Sie eine Brille oder Kontaktlinsen. Wer gut sieht, fühlt sich jünger.
- *für die Ohren:* Tun Sie alles, was die Adernverkalkung bremst. Wenn Sie schlecht hören, haben Sie den Mut zu einem Hörgerät. Sie fühlen sich älter, wenn Sie schlecht hören.
- *für die Verdauung:* eine ausgewogene Ernährung mit Vollkorn- produkten, Gemüse und Obst; Vitamine, Mineralstoffe und Spuren- elemente zuführen.

Jungbrunnen Liebe Und nicht vergessen: Hören Sie niemals auf, Zärtlichkeit, Liebe und Sex zu leben. Auch das ist ein Jungbrunnen!

Zu Unrecht verteufelt – Plaudern und Naschen

Eine gute Nachricht für alle Plaudertaschen und Naschkatzen unter uns, denn ein britisches Wissenschaftlerteam um den Londoner Psychopharmakologen Prof. Dr. Davis Wartburton hat eine ebenso kuriose wie unerwartete Behandlungsmethode gefunden, die da lautet: Plaudern und Naschen. Sie haben richtig gelesen – plaudern und naschen Sie ruhig, natürlich in Maßen.
Es ist allgemein bekannt, dass dauernder Stress am Arbeitsplatz und im Privatleben krank machen kann, denn er gefährdet Herz und Kreislauf, fördert den Bluthochdruck, die vorzeitige Adernver-

kalkung und ist oftmals Ursache für Kopfschmerzen, Migräne und schwerste Verdauungsprobleme. Daher forschen Medizin und Wissenschaft schon seit Jahren nach Wegen, dem Stress vorzubeugen bzw. ihn rasch und gezielt zu bekämpfen. Hilfreich sind auf jeden Fall Vitamin C sowie der Anti-Stress-Mineralstoff Magnesium.

Das britische Wissenschaftlerteam hat nun in einer groß angelegten Studie an fünftausenddreihundert Büroangestellten in sechzehn europäischen Ländern Erstaunliches – und Erfreuliches – herausgefunden: Schon private Gespräche mit Kollegen, eine Kaffee- oder Teepause, ein Stück Schokolade oder ein leckerer Kuchen können viel dazu beitragen, den Stress und seine bedrohlichen Begleiterscheinungen abzubauen. Eine Gesprächs- und Naschpause während der Arbeitszeit vermochte erhöhte Blutdruckwerte und verstärkte Adrenalinausschüttungen der Probanden zu minimieren, sie konnten weiterarbeiten, ohne gesundheitliche Schäden befürchten zu müssen.

Deshalb rät Prof. Dr. Wartburton Chefs, den Mitarbeitern diese Genusspausen zu gönnen – letztlich zum Wohl der Firma, denn nur wer gesund ist, kann auch im Job vollen Einsatz bringen. In der Praxis bedeutet das: Sobald man am Arbeitsplatz oder im Privatleben Anzeichen von seelischem Stress verspürt, sich überfordert fühlt oder Verspannungen im Nackenbereich bekommt, sollte man sich eine Auszeit mit Tratsch, Kuchen und Kaffee gönnen.

Ohne schlechtes Gewissen genießen Bitte kein schlechtes Gewissen aufkommen lassen! Wer sich der gesunden Ernährung oder der schlanken Linie wegen Selbstvorwürfe in Bezug auf solche Genusspausen macht, der löst damit zusätzlichen Stress aus und schadet ebenfalls der Gesundheit. Darauf weist der Bonner Psychologe Prof. Dr. Reinhold Bergler hin.

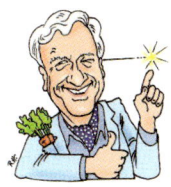 **Gut zu wissen** Und wie viele Genusspausen sollten drin sein? Das britische Ärzteteam kam zu dem Schluss: Wer viel leistet und viel Stress hat, hat ein Recht auf mindestens zwei solcher Pausen am Tag.

Für Morgenmuffel

Sie sind ein Morgenmuffel? Kein Problem, wir zeigen Ihnen, wie Sie es dennoch schaffen, aus dem Bett und in den Tag zu kommen.

- *Rad fahren im Bett:* Bleiben Sie nach dem Aufwachen noch ein paar Minuten auf dem Rücken im Bett liegen und machen Sie mit den Beinen in der Luft Radfahrbewegungen.
- *Energiespender für den ganzen Tag:* Mischen Sie sich zum Frühstück ein Spezialmüsli aus Haferflocken, gehackten Walnüssen, Apfelstücken, ein wenig Honig und Zimt und das Ganze übergossen mit Kefir. Schmeckt köstlich und wirkt schnell.
- *Am besten nach dem Frühstück:* Gegen Anlaufschwierigkeiten am Morgen gibt es ein altes, bewährtes Rezept: eine Sanddornkur. Mischen Sie Sanddornsirup im Verhältnis eins zu sechs mit Wasser und trinken Sie das Getränk in kleinen Schlucken.
- *Wasser als Muntermacher:* Wer morgens Probleme mit dem Kreislauf hat, greift schon mal gerne zu Kaffee oder Sekt. Gut, die Freude am morgendlichen Kaffee soll niemandem genommen werden, aber als Muntermacher ist er nicht die Ultima Ratio. Nach Studien der Berkeley Universität in Kalifornien gibt es ein besseres Rezept für morgendlichen Schwung: einen halben Liter Wasser trinken. Damit kann man zu niedrigen Blutdruck steigern, den Kreislauf aktivieren und obendrein das vegetative Nervensystem stärken.

Jungbrunnen Nahrung

Sie glauben, dass man zu teuren Mitteln aus der Apotheke greifen muss, um sich Jugendlichkeit und Vitalität zu bewahren? Falsch gedacht! Es geht auch einfacher. Kaum zu glauben, was Kühlschrank und Vorratskammer an natürlichen Fitmachern bereithalten – und das ganz ohne Nebenwirkungen.

Gesund durch Rettich Was kaum jemand weiß – Rettich ist ein wahres Wundermittel. Es gibt ihn in verschiedenen Sorten, als schwarzen und weißen Rettich sowie als Radieschen. Er enthält viel Eisen, Selen, Kupfer, Magnesium, Vitamin C und vor allem Kalium für die Muskeln und Nerven. Zweihundert Gramm Rettich decken bereits ein Drittel des Tagesbedarfs an Kalium und versorgen den Körper für sechzehn Stunden optimal mit Vitamin C – und immerhin noch acht Stunden lang mit Folsäure.

Die heilenden Kräfte des Rettichs stecken in seinen Hauptwirkstoffen, den schwefelhaltigen Senfölen Raphanol, Glukoraphain und Senfölglykosid, die auch für den typischen scharfen Geschmack verantwortlich sind. Diese Stoffe wirken antibakteriell und Pilz abtötend, letzteres gezielt in der Magen- und Darmschleimhaut – interessant gerade für jene Menschen über fünfunddreißig, die zu wenig Bakterien abtötende Magensäure produzieren, meist als Folge einer Fehlernährung. Es reicht voll und ganz, zweimal pro Woche Rettich zu essen, um die Darmflora gegen Krankheitserreger zu stärken.

Aber Rettich kann noch mehr. Dank seiner wenigen Kalorien (vierzehn kcal pro hundert Gramm) ist er ein Schlankmacher und wirkt gegen Verstopfung, da er Fettsubstanzen aus der aufgenommenen Nahrung bindet und so hilft, sie rasch über den Darm abzutransportieren. Aber Vorsicht, das Gegenteil ist auch möglich – und das heißt: Zu viel Rettich kann Durchfall verursachen.

Aber Rettich hat noch mehr auf Lager: Er senkt erhöhte Cholesterin- und Blutdruckwerte und kann aufgrund seines Gehalts an Selen und Vitamin C das Risiko für die Krebsanfälligkeit unserer Zellen senken. Rettich wird daher verstärkt in der krebsvorsorgenden Küche verwendet.

Und wir sind immer noch nicht fertig: Rettich lindert Rheumabeschwerden, fördert die Durchblutung, desinfiziert die Harnwege, kann Harninkontinenz vorbeugen und entgiftet den Darm. Er fördert die Gallenproduktion der Leber, beseitigt Gallenstauungen, wirkt entwässernd und kann der Gallensteinbildung vorbeugen. Auch bei Stress und Ärger kann Rettich daher helfen: Durch die Anregung des Gallenflusses wird mancher Ärger förmlich weggespült.

Last but not least hilft Rettich gegen Husten und Bronchitis. Dazu höhlt man einen frischen schwarzen Rettich (der hat mehr Wirkstoffe als der weiße) aus und gießt Waldhonig in die Aushöhlung. Das Ganze lässt man acht bis zehn Stunden stehen. Von dem entstandenen Sirup lässt man jede Stunde einen Teelöffel im Mund zergehen. Das Raphanol im Rettich löst zähen Hustenschleim und bekämpft Entzündungen in den Atemwegen.

Ganz wichtig: Rettich muss man lange und gründlich kauen.

Und: Wer an einer Nierenentzündung leidet, muss auf Rettich verzichten.

Hilfreicher Rettichsaft Sie können auch Rettichsaft verwenden. Diesen können Sie entweder im Entsafter selbst herstellen oder im Reformhaus kaufen. Man trinkt über den Tag verteilt einen Achtelliter – ohne Salz – in kleinen Schlucken.

Sauerkraut bringt uns auf Zack Auch Sauerkraut ist ein Wundermittel aus der Küche. Es fördert die Bildung von gesunden Darmbakterien, stärkt mit seinem hohen Anteil an Vitamin C die Immunkraft und macht uns stressresistenter.

Außerdem enthält es reichlich Vitamin B12 – ein wichtiger Baustein im Kampf gegen die Verkalkung der Adern und damit für geistige Frische, für starke Nerven und für die Versorgung unserer Zellen mit Sauerstoff – und Vitamin B6, nach dem Eiweiß einer der wichtigsten Nährstoffe überhaupt.

Weitere wichtige Inhaltsstoffe: der Mineralstoff Kalium (entwässert und entsäuert den Körper), Magnesium (stärkt das Herz) und Zink (bekämpft Hauterkrankungen und fördert die Liebeslust).

Noch mehr gute Nachrichten gefällig? Sauerkraut aktiviert den Gehirn- und den Nervenstoffwechsel. Es fördert die Eisenaufnahme, hält unsere Zellen jung und stärkt den Knochenbau.

Es reguliert den Fettstoffwechsel, kann zu hohe Cholesterinwerte senken, verbessert die Eiweißverwertung und stärkt das Bindegewebe.

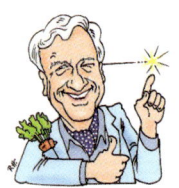

Gut zu wissen Kaufen Sie mildes Sauerkraut; es ist nicht gut, zu kräftiges Sauerkraut zu wässern, weil dabei wertvolle Biostoffe verloren gehen. Am gesündesten ist rohes Sauerkraut. Wer es aber lieber gekocht mag, der sollte es niemals länger als fünfundzwanzig Minuten köcheln lassen, denn sonst verliert es seine wertvollen Inhaltsstoffe. Beim rohen Sauerkraut genügt es, im Winter täglich zwei bis drei Gabeln voll zu essen. Wichtig: Gut kauen. Es gibt einen Trick, wie man das gekochte Sauerkraut gesünder machen kann: auf die Portion gekochtes Kraut zwei Gabeln fein geschnittenes rohes obendrauf.

Gesunder Krautsalat Wie wäre es mit einem Krautsalat aus rohem Sauerkraut? Für zwei Personen: 500 g Sauerkraut (Reformhaus) klein schneiden, mit etwas Kümmel und Wacholderbeeren würzen. Dann zwei geraffelte Äpfel und einen Esslöffel geriebenen Meerrettich dazurühren. Mit etwas Zitronensaft, gehackten Kräutern wie Dill, Kerbel und Bohnenkraut würzen. In einer kleinen Dessertschale mit einem Klacks Sauerrahm und ein paar geriebenen Walnüssen servieren. Man isst dazu eine Scheibe Vollkornbrot mit ganz wenig Butter.

Noch mehr Gemüse – schön mit Brokkoli Wer es mit Sauerkraut nicht so hat, den kann vielleicht Brokkoli reizen? Brokkoli enthält reichlich Vitamin B12 und Folsäure, eine wahre Power-Kombination, die die Hautzellen stärkt und so die Haut vor frühzeitiger Alterung und Faltenbildung schützt. Und mit der Ausrede »zu aufwendig« braucht auch niemand zu kommen: Es reicht völlig, zwei- bis dreimal pro Woche Brokkoli zu essen.

Klein aber oho – Trauben Trauben können viel mehr, als sich nur zu einem guten Wein verarbeiten zu lassen: Sie sind gesund und verschaffen ein schönes Hautbild. Schon in der Antike wusste man um diese positive Wirkung. So brachte man in Ägypten, Babylon, Griechenland und Rom einem Mann Wein, einer Frau aber Trauben als Geschenk mit.
Auch wenn sie so klein sind – ihr Gehalt an Nährstoffen kann sich sehen lassen. Die Vitamine B1, B2, B3 und B6 stärken die Nerven und aktivieren das Gehirn. Der Fruchtzucker erhöht leicht den Blutzuckerspiegel und vertreibt damit Müdigkeit und Konzentrationsstörungen und macht resistenter gegen Stress. Vitamin C stärkt das

Immunsystem. Magnesium ist wichtig für Herz und Kreislauf. Der Mineralstoff Kalium gleicht zu salzhaltige Nahrung aus.

Und – wie gesagt – Trauben sind ein echter Schönmacher:

- Da ihre Schalen viele Ballaststoffe enthalten, entgiften sie den Darm und wirken gegen Verstopfung. So kann man Hautunreinheiten oft schon von innen her erfolgreich bekämpfen.

- In blauen Trauben ist der Farbstoff Anthocyan enthalten. Der fördert die Durchblutung der Haut, kräftigt die Venen und kleinsten Blutgefäße. Gegen geschwollene Beine und blaue Flecken sind daher Traubenkuren hilfreich. Außerdem enthalten sie einen hohen Anteil am Provitamin A Betacarotin und das stärkt, mithilfe einiger Enzyme, die natürlichen Abwehrkräfte der Haut.

- Das in Weintrauben enthaltene Spurenelement Mangan ist besonders vielfältig: Es wirkt stimmungsaufhellend, beugt der Osteoporose vor, fördert die Produktion von Sexualhormonen und aktiviert jene Enzyme im Körper, die das Altern der Haut bremsen.

- Wer abnehmen möchte, der muss weiße Trauben essen: Zwei bis drei Tage lang – am besten übers Wochenende – täglich ein bis anderthalb Kilo Trauben essen, dazu über den Tag verteilt zwei Liter ungezuckerten Kräutertee trinken, mittags eine Pellkartoffel, morgens und nachmittags eine Scheibe Knäckebrot mit etwas Quark oder Honig essen. Oder man trinkt jeden Tag anderthalb Liter frisch gepressten Traubensaft und zwei Liter Mineralwasser.

- Auch äußerlich angewandt, kann die Traube etwas: Eine Trauben-Vitamin-Kompresse erfrischt müde Haut und verhilft großporiger Haut zu einem zarten, glatten und feinen Aussehen. Dafür taucht man ein Leinentuch in etwas Traubensaft, legt dieses auf das Gesicht und lässt es zwanzig Minuten einwirken. Dann mit kaltem Wasser abspülen. Kleiner Tipp für unterwegs: einfach ein paar

Weintrauben zwischen den Fingern zerdrücken und mit dem Saft das Gesicht einreiben.

- Auch die Kosmetik hat die Kraft der Traube erkannt: Sie verwendet ganz gezielt das goldgelbe gut riechende Traubenkernöl.

Hilfe – unreine Haut!? Mit dieser Creme kann man dagegen vorgehen: 5 g weißes Wachs im Wasserbad schmelzen und einen gehäuften Teelöffel Lanolin dazugeben. Gut umrühren. Dann 40 g Traubenkernöl hinzufügen und alles auf 60 °C erwärmen. Gesondert 40 g Hamameliswasser ebenfalls auf 60 °C erwärmen. Die Traubenkernölmasse vom Herd nehmen, das Hamameliswasser mit dem Mixstab einrühren. Danach zwei Tropfen Pfefferminzöl einrühren, bis die Creme kalt ist. In ein Cremetöpfchen abfüllen. Ist auch ein wunderbares Geschenk für Damen, die sonst alles haben.

Die Superfrucht – die Banane Die Banane darf sich stolz mit dem ehrenvollen Titel »Frucht des Lebens« schmücken, den ihr die Weltgesundheitsorganisation WHO verliehen hat – und das völlig zu Recht, denn sie führt dem Organismus sämtliche lebensnotwendigen Vitamine, Mineralstoffe und Spurenelemente zu. Eine Studie des amerikanischen International Institute of Health hat ergeben, dass die Banane für den Menschen eines der wertvollsten Nahrungsmittel überhaupt ist. Wichtig: sich gerade im Winter mit einer Banane eine tägliche Portion Fitness und Vitalität gönnen.
Und das sind die Super-Inhaltsstoffe der Banane: die Vitamine A, B_1, B_2, B_6, B_{12}, C, D und E, die Mineralstoffe Magnesium, Kalzium und Kalium, die Spurenelemente Eisen, Phosphor, Fluor und Jod. Weitere Vorzüge: Bananen enthalten gerade so viel Fett, wie der

Körper braucht, ist nahezu salz- und absolut cholesterinfrei. Die Power-Kombination der Mineralstoffe Magnesium und Kalium hält Herz und Nerven jung und aktiv. Außerdem hat die Banane einen hohen Anteil an den natürlichen Hormonstoffen Serotonin und Norepinephrin, Substanzen, die eine beruhigende Wirkung auf unser Nervensystem haben und mitverantwortlich für das positive Denken sind. Das Motto muss daher lauten: eine Banane am Tag, gerade an tristen Wintertagen.

Die Banane ist schnell und leicht verdaulich und versorgt den Körper rasch mit Energie. Sie schafft einen basischen Ausgleich zu unserer übersäuerten Fleischkost.

Und – auch dies ein angenehmer Effekt – die Banane hat eine anregende Wirkung auf die Sexualität des Menschen. Sie macht müde Partner wieder »munter« und hilft bei leichteren Fällen von Potenzproblemen des Mannes und bei mangelnder Libido der Frau. Obendrein weiß man: Die Banane gibt vor allem im fortge- schrittenen Alter neue Lebenskraft.

Aber die Banane kann sogar noch mehr, denn man kann sie auch als Kosmetikum einsetzen. Wer nach einer durchfeierten Nacht am nächsten Morgen voll Entsetzen im Spiegel ein graues und fahles Gesicht erblickt, der greife rasch zur Banane, denn eine Bananen- maske schafft Abhilfe. Eine reife Banane schälen, mit einer Gabel

Bananen richtig lagern Wichtig ist die richtige Lagerung der Banane, sonst verliert sie ihre wertvollen Eigenschaften. Sie muss bei Zimmertemperatur an einem luftigen Ort aufbewahrt werden, nicht im Kühlschrank oder gar in der Tiefkühltruhe. Sie soll reif sein, also gelb bzw. gelb mit kleinen braunen Tupfen, aber nicht überreif, d.h. mit großen schwarzen Flecken. Und: Sie darf erst unmittelbar vor dem Verzehr geschält werden.

zerdrücken, mit einem Teelöffel Honig, einem Eigelb, zwei Esslöffeln Quark vermischen und so viele Weizenkeimflocken hineinrühren, bis ein dickflüssiger Brei entsteht. Die Maske auf Gesicht und Hals auftragen, zwanzig Minuten einwirken lassen, dann abwaschen. Und schon sieht die Welt (und die Haut) wieder viel rosiger aus.

Das oberste Gebot – viel trinken Man kann es gar nicht oft genug predigen: Ausreichend trinken ist unerlässlich für unsere Gesundheit, Fitness und Vitalität. Zwei bis drei Liter Flüssigkeit pro Tag, am besten Kräutertees und Mineralwasser, müssen schon drin sein, das sind wir Kreislauf und Nieren schuldig. Und das das ganze Jahr über, selbst wenn wir, beispielsweise an kalten Wintertagen, keinen Durst haben.
Wer zu wenig trinkt, der bekommt prompt die Quittung in Form von Müdigkeit, Abgeschlagenheit, Kopfschmerzen und allgemeiner Antriebsschwäche. Aber auch ernsthafte gesundheitliche Störungen wie Kreislaufstörungen, Nierenstein- und Harnsteinbildung, ja selbst anhaltende depressive Verstimmungen können die Folge sein.

Sekt & Schampus – prickelnde Medizin Liebhaber von Sekt und Champagner wird's freuen – beides ist im Grunde genommen eine Art Medizin oder Hausmittel, natürlich nur in Maßen genossen. Das glauben Sie nicht? Doch, dürfen Sie – und es ist sogar wissenschaftlich untermauert. Die Weltgesundheitsorganisation WHO hat mit einem Team von internationalen Ärzten eine Studie zu diesem Thema vorgelegt, die diese These einwandfrei stützt und mit Zahlen und Fakten belegt. Die Vorzüge dieses prickelnden Genusses – aus rein gesundheitlichem Blickwinkel betrachtet – auf einen Blick:

- Ein paar Schlucke Sekt oder Champagner morgens können Morgenmuffeln Beine machen, denn das elegante Getränk kurbelt – unterstützt von der darin enthaltenen Kohlensäure – den Kreislauf in kurzer Zeit an. Die Betonung liegt gerade am Morgen allerdings auf »ein paar Schlucke«.
- Sekt und Champagner fördern die Durchblutung. Wer also unter Durchblutungsstörungen im Herzmuskelbereich leidet, der wird von seinem Arzt oftmals die Erlaubnis bekommen, hin und wieder ein Gläschen Sekt oder Champagner zu trinken.
- Sekt und Champagner helfen beim Stressabbau. Schon ein paar Schlucke können Verspannungen der Rücken- und Nackenmuskeln sowie Beklemmungen im Brustbereich lösen. Übrigens: Wer keinen Alkohol trinken will oder darf, kann auch einfach einen kräftigen Schluck nehmen, ihn lange im Mund halten, sodass die Mundschleimhäute etwas davon abbekommen, und dann wieder ausspucken. Klar: Da kommen so manchem Champagnerfreund die Tränen …
- Sekt und Champagner wirken verdauungsfördernd.
- Der Perlwein soll außerdem schlank machen, denn er regt die Schilddrüsentätigkeit an und beschleunigt den Stoffwechsel. All diese positiven Wirkungen beruhen nicht allein auf dem Alkoholgehalt, sondern auf den rund neununddreißig enthaltenen Substanzen – überwiegend Mineralstoffe und sekundäre Spurenelemente.

In Maßen genießen Aber bitte! Eines geht aus der WHO-Studie ganz deutlich hervor. Die Vorzüge von Sekt und Champagner sollen nicht dazu verleiten, diese Getränke nun täglich gläserweise zu sich zu nehmen. Auch hier gilt wie so oft: Bitte nur in Maßen genießen.

Mittel aus der Natur –
Jungbrunnen und Schönmacher

Für all die, die noch mehr für ihre Vitalität und Schönheit tun wollen als sich »nur« gesund zu ernähren, gibt es auch noch weitere Mittelchen – und, zum Glück, allesamt Mittel aus der Natur. Also völlig ohne Nebenwirkungen – was will man mehr?

Jung bleiben dank DHEA und Yamswurzel Wer will das nicht – möglichst lange jung, fit und vital bleiben? Wissenschaftlich erwiesen ist, dass zu einem entscheidenden Teil Hormone für unsere Jugend, für die Sexualität, für ein gutes Gedächtnis und für eine positive Stimmung verantwortlich sind. Eine zentrale Rolle spielt dabei Dehydroepiandrosteron, kurz DHEA, von amerikanischen Wissenschaftlern als »Schlüssel zur lange währenden Jugend« bezeichnet. DHEA bremst den Alterungsprozess und hilft uns, lange jung zu bleiben. DHEA kommt in natürlicher Form in unserem Körper vor, wo es in der Nebenniere gebildet wird. Es ist unter anderem die Vorstufe für unsere Sexualhormone, d.h. ohne DHEA hätten wir wohl kein Sexleben.

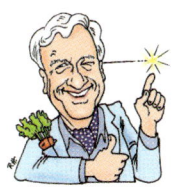

Übrigens Laut neuesten Studien hilft DHEA mit, Herz- und Kreislauferkrankungen, einem zu hohen Cholesterinspiegel, Diabetes, Osteoporose, Übergewicht und Gedächtnisschwäche vorzubeugen – wenn, ja, wenn wir es denn lassen. Denn durch unsere heutige Lebensweise mit zu viel Stress, zu wenig Bewegung und falscher Ernährung wird die Produktion von DHEA massiv gebremst. Vor diesem Hintergrund verwundert auch nicht, dass unser Körper mit zunehmendem Alter immer weniger DHEA pro-

47

duziert, denn ältere Menschen bewegen sich meist weniger als junge.

Da erscheint es nur zu einfach, sich aus dem Ausland synthetisch hergestelltes DHEA zu beschaffen, um damit ewige Jugend zu schlucken. Doch Vorsicht, davor warnen Ärzte mit Recht, denn die möglichen Nebenwirkungen eines solchen künstlichen Hormons sind derzeit noch nicht erforscht. Darum wird in Deutschland und Österreich synthetisches DHEA in Apotheken nicht abgegeben. Bitte, jetzt nicht gleich den Kopf hängen lassen! Es ist so einfach – und weniger risikoreich –, die körpereigene Produktion des DHEA anzukurbeln. Wie? Ganz klar: körperliche Bewegung, möglichst kein Nikotin – auch kein Passivrauchen –, Alkohol nur in kleinen Mengen, wenig Stress, ausreichend Schlaf, meditieren, Entspannung, mögliches Übergewicht abbauen, den Körperfettanteil niedrig halten, viel Obst und Gemüse essen, viele Ballaststoffe, wenig Fett, wenig Zucker, wenig Weißmehl. So kann man auf natürliche Weise das »Jungmacherhormon« nützen und den Körper möglichst jung und fit halten. Nebenbei bemerkt – auch die Liebeskraft von Mann und Frau darf sich über die vitalisierende Wirkung des DHEA freuen.

Ein wahres Wundermittel ist die Yamswurzel, die Wurzel einer Pflanze, die in Nordamerika und in Mexiko wächst. Sie enthält einen Stoff mit dem Namen Diosgenin, der in seiner Struktur dem Progesteron sehr ähnlich ist. Und er ist der Roh- und Grundstoff,

Yamswurzel Den Yamswurzel-Extrakt gibt es in Form von Kapseln in der Apotheke und im Reformhaus. Schon eine Kapsel täglich reicht, um die körpereigene Produktion des DHEA anzukurbeln. Und das bedeutet: mehr Chancen, bis ins hohe Alter geistig und körperlich jung und vital zu bleiben.

den der Körper braucht, um das körpereigene DHEA verstärkt herzustellen. Einfach perfekt – den Körper mit einer Natursubstanz dazu anregen, seine lebensnotwendigen Hormone selbst zu produzieren. Das bedeutet: kein Risiko, keine Nebenwirkungen.

Kraftspender Ginseng Tai Ginseng – wer von uns kennt es nicht aus der Fernsehwerbung? Und in diesem Fall verspricht die Werbung nicht zu viel, denn die Ginsengwurzel, eine der ältesten Heilpflanzen der Welt, hat sich als ideale Energiequelle für all diejenigen, die durch Familie und/oder Beruf gefordert sind, erwiesen. Da passt es wunderbar, dass sich die asiatische Naturmedizin sowieso seit einiger Zeit bei uns großer Beliebtheit erfreut.
Die Ginsengwurzel war bereits zweitausend Jahre vor unserer Zeitrechnung in Asien eine anerkannte Heilpflanze. Sie wurde damals mit Gold aufgewogen – das zeigt die Wertschätzung, die man ihr entgegenbrachte – und blieb allein den Herrschern vorbehalten. In Europa entdeckte man die heilsame Wirkung von Ginseng im 17. Jahrhundert. Aber erst um das Jahr 1920 begann man die Wirkung genau zu untersuchen. Während man früher die Wurzel an Waldrändern gesucht und geerntet hat, gibt es heute fast nur noch kultivierten Ginseng. Hauptwirkstoffe der Ginsengwurzel sind die Ginsenoside, von denen man heute neunundzwanzig verschiedene Arten kennt.

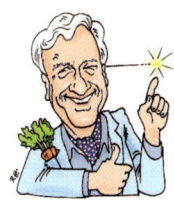

Gut zu wissen Ginseng ist nicht gleich Ginseng. Es gibt roten und weißen Ginseng, die beide aus der gleichen Pflanze gewonnen, aber durch unterschiedliche Verarbeitung hergestellt werden. Chemisch und pharmakologisch gibt es zwischen beiden keinen Unterschied. Das hochwertigste

Naturprodukt kommt aus Korea (Panax-Ginseng C. A. Meyer), von der Wirkung her dem amerikanischen Ginseng weit überlegen.

Für die Naturmedizin dürfen nur Wurzeln von Pflanzen verwendet werden, die fünf bis sechs Jahre alt sind, da dann die Wirkstoffe am intensivsten sind. Auch werden nur Wurzeln, die nach Reinigung und Trocknung keine Bakterien, Pilze oder Umweltschadstoffe aufweisen, weiterverarbeitet.

Der pure pharmazeutisch streng kontrollierte Ginseng-Extrakt aus bestem, weißem koreanischen Panax-Ginseng heißt Gerimax-Ginseng-Extrakt. Es gibt ihn in Form von Tabletten und Tonikum in der Apotheke zu kaufen.

Die Liste der Vorzüge des Ginsengs ist lang, wie intensive wissenschaftliche Studien in den Jahren 1993 bis 1996 ergeben haben.

- Ginseng steigert das Konzentrationsvermögen um achtzehn Prozent, die Reaktionsfähigkeit sowie die Leistungsfähigkeit.
- Ginseng verleiht … Flügel. Nun, das nicht gerade, aber dennoch zumindest mehr Energie, sodass man Erschöpfungszustände schnell in den Griff bekommt bzw. gar nicht erst aufkommen lässt.
- Ginseng macht stressresistent.
- Ginseng stärkt die Immunkraft.
- Ginseng hilft dem Organismus, nach einer Krankheit oder einer Operation neue Kraft zu schöpfen.

Ginseng-Kur Ratsam ist eine Kur mit Ginseng vor allem zum Winterende, wenn die Reserven langsam aufgebraucht sind. Die Dauer einer solchen Kur sollte sechs bis acht Wochen betragen, wobei die Wirkung erst nach etwa sieben Tagen einsetzt, dann aber immer deutlicher spürbar wird. Die Dosis: Man nimmt vom Gerimax-Ginseng-Extrakt täglich eine Tablette oder einen halben Messbecher flüssiges Tonikum.

• Auch nicht unwichtig: Man sagte dem Ginseng immer nach, beim Mann die Potenz zu fördern, was allerdings lange Zeit wissenschaftlich nicht bestätigt werden konnte. Doch haben neueste Tests in Schweden nun zweifelsfrei ergeben, dass die Ginsengwirkstoffe tatsächlich positiv in den Stoffwechsel von Stickoxydul im männlichen Organismus eingreifen – und diese Substanz ist maßgeblich am Aufbau der Liebeslust und Liebeskraft beteiligt.

Zink für Schwung und gute Laune Zink und die anderen Spurenelemente sind im Jahr 1950 entdeckt und ihre Bedeutung neben den lebenswichtigen Vitaminen und Mineralstoffen erkannt worden. Spurenelement – der Name ist Programm: Oft reicht die Spur einer dieser Substanzen, damit wir uns wohler fühlen, und im Gegenzug führt ein Mangel derselben zu leichten gesundheitlichen Problemen.

Eine ganz besonders wichtige Rolle unter den Spurenelementen spielt Zink, das neben dem Eisen im menschlichen Organismus am meisten vertretene Spurenelement. In einem gesunden Körper sollten zwei bis vier Gramm Zink gespeichert sein: vor allem im Blut, in den Knochen, im Auge und in der Bauchspeicheldrüse. Die tägliche Zinkzufuhr sollte fünfzehn Milligramm betragen, bei Schwangeren zwanzig und bei stillenden Müttern fünfundzwanzig Milligramm.

Trotz dieser unvorstellbar geringen Menge – Zink ist wichtig für den Körper: Es aktiviert viele Enzyme, stärkt unsere Immunkraft, verleiht uns körperlichen und geistigen Schwung und ist ein wesentlicher Antrieb für die Liebeskraft. Nicht zuletzt ist es ein Bestandteil des Insulins.

Die Folgen von Zinkmangel können gravierend sein: Antriebslosigkeit, depressive Verstimmungen, Libidoverlust, Impotenz,

Verschlechterung von Diabetes, verstärkte Monatsschmerzen bei der Frau, verstärkte Rheumaanfälligkeit, schlechte Wundheilung, Sehstörungen, Hauterkrankungen, Schlafprobleme und Störungen des Zentralnervensystems. Schlechte Ernährungsgewohnheiten und ständiger Stress verstärken ein vorhandenes Zinkdefizit.

Wie wichtig Zink ist, zeigen Studien, nach denen impotente Männer, Diabetiker, Rheumapatienten, Psoriatiker und Patienten mit Morbus Crohn schwere Zinkmängel im Blut aufweisen.

Dabei ist es so leicht, auf eine ausreichende Zinkzufuhr zu achten: in den Speiseplan zinkreiche Naturprodukte wie Roggenkeime, Weizenkeime, Weizenkleie, Datteln, Haferflocken, Käse, Geflügel, Austern, Meeresfische und Nüsse aufnehmen.

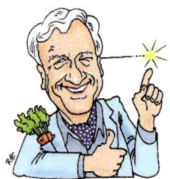 **Wichtig zu wissen** Zink aus Fleisch und Fisch wird besser vom Organismus verwertet als Zink aus Pflanzen. Einziger Wermutstropfen: Aufgrund von Kunstdüngung und modernen Futtermethoden in der Landwirtschaft ist in Getreide und Fleisch weniger Zink als früher vorhanden, sodass man zeitweise auf Zink in Form von Kapseln zurückgreifen sollte.

Zitronenmaske Unsere Haut leidet im Winter unter der zu trockenen Luft in beheizten Räumen – was die tiefer werdenden Gesichtsfalten leider nur zu deutlich zeigen. Abhilfe kann eine reinigende und straffende Zitronenmaske schaffen: Weizenmehl mit etwas Milch zu einer Paste verrühren und mit einer Gabel das zerdrückte, kernlose Fruchtfleisch einer halben Zitrone dazumischen. Aufs Gesicht auftragen, zwanzig Minuten einwirken lassen, anschließend mit Kamillentee abwaschen.

Schönheitsvitamin Biotin Biotin ist ein klassisches Schönheitsvitamin, das zu glänzenden Haaren, festen Nägeln und einem frischen Hautbild verhilft. Biotin ist in Hefe, Eiern, Sojaprodukten, Naturreis, Hirse und Vollkornweizen enthalten. Natürlich kann man auch zu Biotinpräparaten aus Apotheke oder Drogerie greifen.

Heublumen gegen Rheuma, Stress und Müdigkeit Noch ein Highlight der Naturmedizin sind Heublumen. Dies sind die trockenen Blüten, Blattteile und feinsten Gräser, die bei der Heuernte anfallen. Stammen sie von einer biologischen Wiese, kann man sie als Arznei verwenden – ein uraltes Rezept, das schon Pfarrer Kneipp mit großem Erfolg einsetzte.

Eine Handvoll Heublumen enthält sage und schreibe rund fünfzig verschiedene Pflanzensorten, die wiederum an die tausend natürliche Wirkstoffe aufweisen, wie etwa wasserlösliche Farbsubstanzen, Harze, aber auch ätherische Öle und Spurenelemente. Als Hauptwirkstoff gilt das Kumarin vom Ruchgras, ein kampferähnlicher Stoff, der den Kreislauf stärkt.

Heublumen sind wahre Multitalente, sie helfen bei rheumatischen Beschwerden, Gelenkentzündungen, Hautausschlägen, Leber-, Gallen- und Nierenproblemen, Magen- und Darmkoliken, bei Kreislaufschwäche, Nervosität, Stress, aber auch bei Müdigkeit und Erschöpfung. Die Wirkstoffe werden, je nach Art der Anwendung, entweder über die Poren der Haut aufgenommen oder eingeatmet. Man bekommt Heublumen direkt vom Bauern – wenn man denn einen solchen in der Nähe hat – oder in der Apotheke oder Drogerie.

Die Anwendung von Heublumen ist ganz einfach:
- Für einen Heublumensack füllt man ein paar Handvoll Heublumen in einen kleinen Leinensack und erhitzt diesen etwa zwanzig

Minuten über einem Topf mit aufsteigendem Wasserdampf. Ideal: 42 °C. Dann auf die schmerzende Stelle auflegen und ein trockenes Tuch darüberbreiten. Eine Stunde einwirken lassen.

- Für ein Heublumenbad gibt man fünf bis sieben Handvoll Heublumen in einen Topf, fügt kaltes Wasser zu, lässt einmal aufkochen und das Ganze dann eine halbe Stunde ziehen. Danach ins Badewasser (37 °C) gießen, fünfzehn bis zwanzig Minuten darin baden. Dann eine Stunde im Bett ruhen.
- Für einen Heuwickel oder für Heublumenauflagen wird ein Leinentuch in die Heublumenbrühe eingetaucht und zusammen mit zwei trockenen Tüchern auf die betreffenden Körperstellen aufgetragen. Darüber kommt eine Decke. Eine Stunde einwirken lassen.
- Beim Heublumeninhalieren atmet man die Dämpfe der Heublumenbrühe ein. Ideal sind zehn Minuten.

Vorsicht: Heublumen dürfen jeweils nur für eine Behandlung verwendet werden. Und: Heublumen, die ein Jahr alt sind, enthalten keine Wirkstoffe mehr.

NADH – das Geheimnis unserer Lebensenergie

NADH – hinter dieser mysteriösen Abkürzung verbirgt sich eine medizinische Sensation: Es ist das Geheimnis der menschlichen Lebensenergie, das der Wiener Wissenschaftler Prof. Dr. Jörg Birkmayer entdeckt hat – die biologische Substanz NADH, eine Abkürzung für Nicotinamid Adenin Dinukleotid, auch bekannt als Coenzym 1. Das bedeutet: Es ist das wichtigste Coenzym im menschlichen Körper und ist hier als solches wirklich gut beschäftigt:

- NADH stärkt die natürlichen Abwehrkräfte.
- Es schützt den gesamten Organismus gegen Umweltschadstoffe.
- NADH aktiviert Adrenalin und Dopamin, Botenstoffe, die für die geistige Aktivität notwendig sind, die aber auch vor geistig-körperlicher Erschöpfung schützen und das positive Denken beeinflussen.
- Zugleich hilft NADH, dass das Gehirn länger jung bleibt.
- Besonders beeindruckend: Es kann sogar bereits angegriffene Körperzellen – auch Gehirnzellen – reparieren.

Unbestritten ist das Leben heute meist stressig, der Alltag verlangt uns viel ab, Umweltschadstoffe und ein Mangel an Botenstoffen – auch Neurotransmitter genannt – belasten Körper und Geist zusätzlich. Die traurige Folge: Viele Menschen altern früher, sind nervlich angegriffen, leiden unter Ängsten und depressiven Verstimmungen.

Wer wünscht sich nicht insgeheim eine Superkraft gegen all diese Belastungen? Mit der Entdeckung des NADH ist dieser Traum nun Wirklichkeit geworden. Wobei – »Entdeckung« ist vielleicht nicht ganz das richtige Wort, denn man kennt es seit rund neunzig Jahren, aber erst Birkmayer ist es gelungen, den Stoff biochemisch und biologisch so aufzubereiten, dass ihn der Organismus aufnehmen kann und dass er da stabil bleibt.

Seit kurzer Zeit kann man das NADH in österreichischen und deutschen Apotheken in Form von Tabletten à 5 Milligramm kaufen. Diese werden nicht synthetisch, sondern ganz natürlich hergestellt, und zwar aus Hefezellen und Vitamin B3. Haupteinsatzgebiete des NADH sind das Hirn, das Herz und die Muskeln, hier sorgt es für Gesundheit, Fitness und Vitalität.

Bleibt die Frage: Warum dieser gravierende Mangel an NADH heutzutage? Die Antwort ist ganz einfach – und bedrückend: Unsere hektische Lebensweise ist daran schuld, dass wir mehr Energie einsetzen müssen, um mit Stress, Umweltschadstoffen und anderen Belastungen fertig zu werden. Überall dort, wo dem Körper zu wenig NADH zur Verfügung steht, kann es zu gesundheitlichen Schäden, zu vorzeitigem Altern und zu Krankheiten kommen. Zwar kommt NADH auch in unserer Nahrung vor, vor allem in Fleisch und Fisch, aber das nützt leider nicht viel, denn es wird durch Erhitzen zerstört. Und roh verzehrt wird es von der Magensäure abgebaut. Das bedeutet: Wir müssten täglich ein halbes Kilo rohes Fleisch essen, um genügend NADH aufnehmen zu können. Daher war es notwendig, NADH in Form eines Nahrungsergänzungsmittels zu schaffen.

Die USA waren hier – wie so oft – Vorreiter, denn dort wird NADH seit vier Jahren mit großem Erfolg angewendet: als Energie- und Kraftspender gegen Stress, Nervosität, chronische Müdigkeit, Leberprobleme, Herzschwäche, Depressionen, Erschöpfung und Immunschwäche – und ganz ohne Nebenwirkungen.

Und noch ein Vorteil: Anscheinend vermag NADH auch den erschöpften Organismus von Parkinson- und Alzheimerpatienten zu stärken.

Sauer macht schön Kaum zu glauben, aber wahr: Wenn Frauen ein paar Jahre jünger aussehen möchten, sollten sie täglich ein paar Tropfen frischen Grapefruitsaft in die Haut hinter den Ohren einreiben – der frische Grapefruitgeruch lässt einen um Jahre jünger erscheinen. Auch sinnvoll: jeden Tag ein Glas Grapefruitsaft trinken. Wer allerdings im Zusammenhang mit Kalzium-Oxalat zu Nierensteinbildung neigt, sollte den Saft nur hinter den Ohren anwenden und besser nicht trinken.

Fit und mit Schwung durch den Tag kommen

Der Alltag verlangt uns heutzutage viel ab – Stress in Berufs- und Privatleben sind leider an der Tagesordnung. Umso wichtiger, dass wir einigermaßen gut durch den Tag kommen – damit wir gesund und vital bleiben und uns unsere Leistungsfähigkeit erhalten.

Gut in den Tag starten Gerade wer an zu niedrigem Blutdruck leidet, kommt morgens nur schwer in Schwung. Abhilfe schaffen da kalt-warme Wechselduschen und ein Lavendelblütentee. Ebenfalls sehr empfehlenswert: 125 ml Wasser mit zwei Esslöffeln naturtrübem Apfelessig und zwei Teelöffeln Honig verrühren und morgens auf nüchternen Magen langsam in kleinen Schlucken trinken.

Jungbrunnen Bürstenmassage Das einfachste Rezept, um lange jung zu bleiben: Gönnen Sie Ihrem Körper nach dem morgendlichen Duschen eine Bürstenmassage. Durch die Stimulierung von Energiepunkten auf der Haut kommt es so zu vermehrter Hormonausschüttung. Sowohl das Schönheitshormon Östrogen als auch das körpereigene Hormon DHEA werden ausgeschüttet – beides Garanten für ein langes Leben.

Das »Elf-Uhr-Loch« im Winter Vormittags kommt nicht nur der kleine Hunger ins Büro spaziert, sondern im Winter oft auch das »Elf-Uhr-Loch« – eine bleierne Müdigkeit und lähmende Lustlosigkeit. Die Luft im Büro ist trocken und schlecht, die Augen von der Arbeit am Computer müde. Aber man kann ganz einfach aus diesem Loch wieder herauskrabbeln: vormittags mindestens einen Liter Wasser trinken und zwischendurch Obst – besonders empfehlenswert: Äpfel – oder einen Fruchtjoghurt essen.

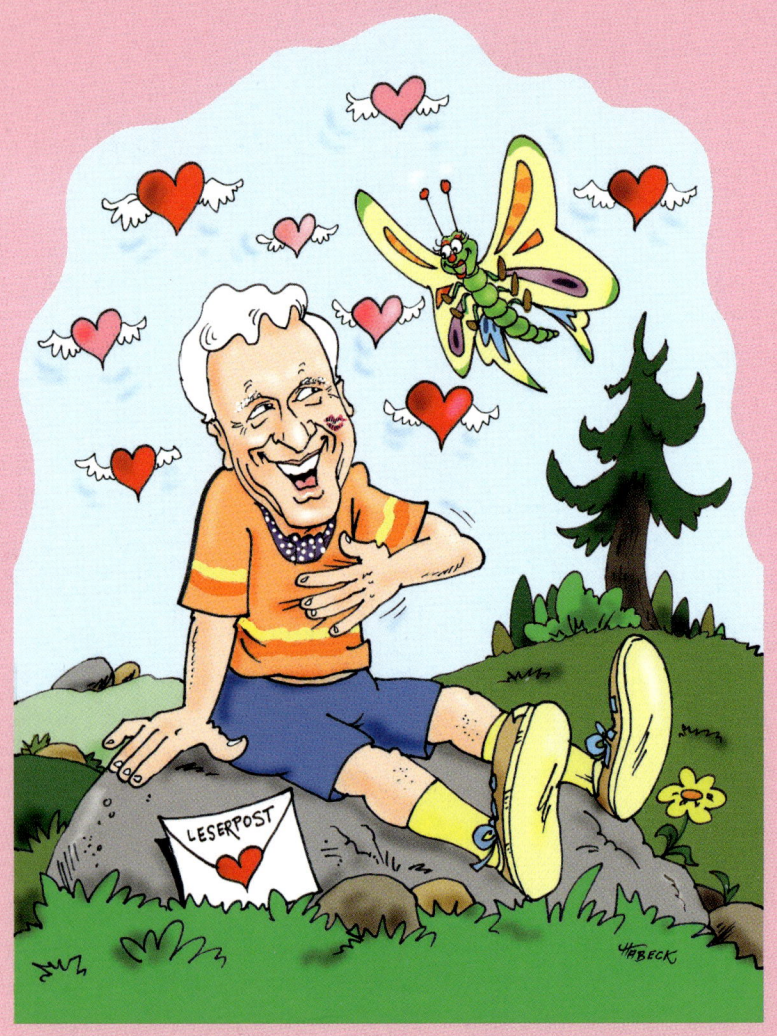

All you need is love

Es ist sieben Uhr morgens. Frau Müller nimmt ihren Mann an der Hand und führt ihn ans Fenster. Dann fragt sie ihn: »Siehst du da draußen unsere Nachbarn, das Ehepaar Maier? Herr Maier geht zur Arbeit und verabschiedet sich von seiner Frau. Siehst du das?« Herr Müller nickt mürrisch: »Ja, doch.« Darauf Frau Müller: »Er streichelt seine Frau. Er umarmt sie. Er küsst sie. Kannst du das sehen?« Herr Müller schon ziemlich unwillig: »Ja doch! Und warum erzählst du mir das?« Frau Müller: »Das könntest du auch einmal tun!« Darauf Herr Müller: »Aber Schatz, ich kenne die Frau da drüben doch gar nicht … !«

Man kann es nicht deutlich genug sagen: Liebe, Zärtlichkeit, aber auch Flirten, Küssen und regelmäßiger Sex sind regelrechte Naturheilmittel, die dazu beitragen, dass wir lange gesund und fit bleiben. Liebe macht glücklich. Allein bei einem zwei Minuten andauernden, intensiven Zungenkuss werden Millionen von Glückshormonen erzeugt. Damit wird das Immunsystem gestärkt, das Selbstwertgefühl aufgebaut, der Stress ist wie weggeblasen. Liebe geben und Liebe bekommen: das sind absolute Glücksfaktoren.

Mit Liebe geht alles besser

Das schönste Gefühl der Welt macht nicht nur Spaß, sondern auch glücklich und gesund. Die Rede ist vom Verliebtsein – und zwar in all seinen Facetten, vom bloßen Flirten über das Frisch-Verliebtsein bis hin zur großen Liebe, vom Küssen über das Kuscheln bis zum leidenschaftlichen Sex … Warum ist es nicht nur für die Seele, sondern auch für unsere Gesundheit generell so wichtig, verliebt zu sein? Sehen Sie selbst …

Flirten – der Kick für gute Laune und Gesundheit

Wenn das nicht ein Grund mehr für einen schönen Flirt ist: Es ist erwiesen, dass Flirten glücklich macht, es verschönt den Tag, hebt die Laune und die Arbeitsfreude – kurz: Wer flirtet, fühlt sich gut. Wer flirtet, tut seiner Seele und seinem Körper etwas Gutes. Studien des britischen Psychologen Dr. Nicolas Lewellyn und des amerikanischen Arztes Prof. Dr. George Barnley haben sogar ergeben, dass Flirten schlichtweg Medizin für Körper und Seele ist. Die Vorzüge auf einen Blick:

- Wenn man flirtet, denkt man positiver, etwaige depressive Verstimmungen verschwinden. Für Frust, Stress und Probleme, etwa im Job, ist kein Platz mehr.
- Gerade wenn man beim Flirten lächelt oder lacht, wirkt sich das positiv auf die Gesundheit aus. Dabei wird nämlich erst recht negativer Stress abgebaut.

- Beim Flirten wird die Gesichtshaut besser durchblutet, wirkt dadurch jünger und frischer. Flirtende Menschen sehen attraktiv und selbstsicher aus. Man fühlt sich gleich viel jünger.
- Das Herz schlägt schneller, der Puls steigt in den meisten Fällen auf hundertdreißig. Damit kommt der gesamte Kreislauf in Schwung.
- Wer etwa Kopfschmerzen oder Migräne hat, wird verwundert merken, dass die Schmerzen rasch nachlassen. Was Tabletten in Stunden nicht schaffen, gelingt durch Flirten in Sekunden.
- Wenn das Flirten von Erfolg gekrönt ist und der andere zurückflirtet, steigt im Körper die Anzahl der Antikörper und Lymphozyten. Das bedeutet: Die natürlichen Abwehrkräfte werden gestärkt.
- Beim Flirten wird mehr Neurohormon Adrenalin gebildet. Man wird aktiver, vitaler – geistig und körperlich.

Flirt mit dem Partner Sie sehen: Ein Flirt lohnt sich immer – und wenn's nur für die eigene Gesundheit ist. Bitte nicht mit der Ausrede kommen, man habe ja schon einen Partner. Wie wär's denn, mal wieder mit dem eigenen Partner zu flirten? Macht Spaß und ist gesund. Und Sie erleben wieder einmal das »kleine Glück«.

Ohne Riechen kein Flirten Klar ist, dass man, wenn man erkältet ist, nun wahrlich keine Lust auf einen Flirt hat. Warum das so ist? Weil man sich elend fühlt, oder? Ja, stimmt auch, ist aber doch nur die halbe Wahrheit. Neueste Studien aus den USA haben ergeben, dass erkältete Menschen auch deshalb keine Lust aufs Flirten haben, weil sie sich ohne intakten Geruchssinn unsicher und schutzlos fühlen. Voraussetzung für das Riechen, jenen Sinn, der so wichtig für unser Leben ist, ist eine gesunde Nasenschleimhaut. Wir merken gar nicht, wie abhängig wir vom Geruchssinn sind, solange er funktioniert. Erst wenn er ausfällt, merken wir, was uns fehlt. Und das geht weit über das Wahrnehmen von Gerüchen, z. B. von Essen, von Parfums oder von Blumen, hinaus. Denn auch die zwischenmenschlichen Beziehungen werden entscheidend über das Riechen beeinflusst – auch wenn wir davon wenig mitbekommen. Es ist erwiesen, dass jeder Mensch seinen individuellen Geruch hat, der ihn ein Leben lang begleitet. Und in bestimmten Situationen riecht man anders: Menschen mit Angst, Menschen im Stress, traurige oder glückliche Menschen haben einen speziellen Geruch. Das trifft in besonderem Maße auf Menschen auf Partnersuche zu. Wer auf der Suche ist, sendet sogenannte Pheromone, Sexual-Lockstoffe aus. Gerade Frauen sind besonders sensibel, wenn es um die – unbewusste – Wahrnehmung und Analyse der Pheromone ihrer Umgebung geht. Sie sind in der Lage, schon beim ersten Zusammentreffen mit einem Menschen festzustellen, ob es ein möglicher Partner werden könnte. Der Grund dafür liegt wieder einmal bei den Hormonen: Das weibliche Geschlechtshormon Östrogen aktiviert die Geruchsrezeptoren in der Nase. So

Kampf dem Schnupfen Damit die Geruchsrezeptoren gut arbeiten – die beste Lösung: Inhalieren. Fünfzehn Tropfen Eukalyptus-Tinktur aus der Apotheke (wichtig: darf ausschließlich den Hauptwirkstoff Soledumcineol enthalten, da sie dann frei von Eukalyptus-Reizstoffen ist) in zwei Liter heißes Wasser geben und die aufsteigenden Dämpfe tief einatmen. Oder: asiatischen Tigerbalm an den Naseneingängen verreiben. Und: ein Nasenspray (Apotheke) verwenden, das außer der abschwellenden Substanz Xylometazolin auch noch das Coenzym Dexpanthenol enthält, welches die Nasenschleimhäute feucht hält.

wird die Partnerwahl entscheidend dadurch beeinflusst, ob wir jemand »riechen« können oder nicht.

Man kann nun die Dimension erahnen, wenn jemand über keinen Geruchssinn verfügt – seine Lebensqualität ist schwer eingeschränkt. Er fühlt sich der Umgebung schutzlos ausgeliefert, weil er sie nicht vom Geruch her einschätzen kann. Das trifft natürlich im besonderen Maße auf den Kontakt mit den Mitmenschen zu. Wer nichts riechen kann, zieht sich lieber zurück – und geht ganz bestimmt jedem Flirt konsequent aus dem Weg.

Die beste Naturmedizin: Zärtlichkeit und Liebe

Schöner, einfacher und nebenwirkungsfreier geht's nun wirklich nicht. Liebevolles Streicheln, sanftes Massieren können so viel Gutes bewirken, wenn jemand krank ist. Wer erinnert sich nicht noch daran, wie sehr ihm in der Kindheit die Hände der Mutter geholfen haben, Schmerzen und Krankheit leichter zu ertragen. Die positive Wirkung von solch zärtlichen Berührungen ist sogar wissenschaftlich erwiesen. So hat ein Ärzteteam der Universität von Miami festgestellt, dass Frühgeborene mehr Überlebenschancen haben, wenn sie dreimal täglich etwa zwanzig Minuten gestreichelt werden. Die Babys schlafen besser, sind fröhlicher und vitaler. Die Berührungen vermitteln den Babys nicht nur Sicherheit und Behaglichkeit, sondern wecken offensichtlich auch ihren Lebenswillen, denn die Babys trinken viel intensiver an der Mutterbrust. Sie holen mitunter innerhalb von wenigen Wochen den Rückstand gegenüber zum Termin geborenen Babys auf.

Warum Streicheleinheiten und Zuneigung gerade bei Krankheit so guttun, hat eine Studie des Forschungszentrums der kanadischen McGill-Universität herausgefunden. Durch häufige zärtliche Berührungen, durch liebevollen Körperkontakt mit anderen Menschen entwickeln sich im Körper Rezeptoren, die die Bildung von Glukokortikoiden – Stresshormonen mit so unangenehmen Auswirkungen wie Bluthochdruck, Muskelschwund, hohen Cholesterinwerten, Insulinstörungen, Wachstumsstörungen und Hirnzellenschädigungen – bremsen bzw. verhindern. Je weniger von diesen Stresshormonen im Körper vorhanden sind, desto besser ist das für die Gesundheit.

Auch das Hormon Oxytocin, das für einen gesunden Blutdruck und für eine optimale Stressabwehr sorgt und den Organismus jung hält, wird vermehrt dann produziert, wenn viel gekuschelt, gestreichelt und geschmust wird. Die Botschaft ist also einfach: Zärtlichkeit ist gut für die Gesundheit. Und nicht nur das, sie hält auch jung.

Liebe macht stark Liebe und Zuneigung stärken die natürlichen Abwehrkräfte und steigern die Leistungsfähigkeit – bei Erwachsenen ebenso wie bei Kindern. Daher: Wenn Ihr Kind morgens zur Schule geht, umarmen Sie es, sagen Sie, dass Sie es lieb haben. Sie geben ihm damit Kraft für die Schule.

Küss mal wieder! Was für liebevolle Berührungen gilt, gilt erst recht fürs Küssen: Küssen ist nicht nur schön, sondern auch gesund. Das ist sogar wissenschaftlich erwiesen. Eine Untersuchung der amerikanischen Gesellschaft für Sexualverhalten hat ergeben: Wer oft küsst und geküsst wird, lebt länger und hat bessere gesundheitliche Werte.

Warum das so ist? Hier ein paar nüchterne Fakten zum romantischen Thema:

- Beim Küssen steigt der Herzschlag bei Männern auf hundertzehn Schläge pro Minute, bei der Frau auf hundertacht. Das bringt den Kreislauf in Schwung und fördert die Durchblutung.

- Der Kuss ist das beste Training für die Lunge: Statt normaler zwanzig Atemzüge pro Minute sind es während des Kusses und gleich danach bis zu sechzig Atemzüge. Das ist wie beim Sport: Danach ist man viel aktiver und vitaler als zuvor.

- Bei einem intensiven Zungenkuss werden insgesamt achtunddreißig Muskeln im Gesicht, im Mund und am Kiefer aktiviert. Deshalb ist Küssen auch gut für die Haut, es glättet vorhandene Falten und beugt der Bildung neuer Falten vor – der Kuss als Schönmacher.

- Küssen wirkt gegen Stress, depressive Verstimmungen und Ängste. Hinter diesem Wunder steckt erst einmal ganz schnöde Biochemie. Haben Lippen und Zungen zueinandergefunden, sondert die Bauchspeicheldrüse verstärkt Insulin ab, die Nebenniere schüttet Adrenalin aus. Das versetzt den gesamten Organismus in freudige Alarmbereitschaft, ausgelöst durch eine Heerschar von Neuropeptiden, die frei werden. Sie bekämpfen das negative Stresshormon Cortisol, das für Stress und schlechte Laune verantwortlich ist.

- Ein praktischer Nebeneffekt, den nur wenige kennen: Ein intensiver Kuss kann durch seine entkrampfende Wirkung einem lästigen Schluckauf ein Ende machen.

- Selbstverständlich steigert ein Kuss bei beiden Partnern die Produktion der Liebeshormone, vor allem, wenn sich die Zungenspitzen berühren. Bei einem leidenschaftlichen Kuss führen von der Zunge und von den Lippen Nervenimpulse direkt zu den Sexualorganen.

- Französische Zahnärzte gehen sogar so weit zu behaupten, dass Küssen in gewisser Weise Karies und Parodontose bremsen kann. Wie das? Da Küssen die Stressfaktoren im gesamten Körper eindämmt, werden sie natürlich auch im Speichel des Mundes neutralisiert – und das ist gut für das Milieu im Mund.
- Über welch eine enorme Kraft ein Kuss verfügen kann, zeigt sich an einer messbaren Tatsache: Ein intensiver Kuss löst viel mehr biochemische Vorgänge im Organismus aus als etwa Sex.

Vor dem Hintergrund all dieser nüchternen Fakten scheint das Fazit von Ärzten beim Deutschen Schmerztag 1992, wonach intensives Küssen eine hervorragende Arznei gegen viele Alltagsbeschwerden und sogar gegen Schmerzen sein kann, nicht überzogen. Also – ran an den Partner!

Wussten Sie's ? Der Statistik nach wird in den Monaten April bis Juni am meisten geküsst. Das hängt sicher mit der verstärkten Aktivität der Sexualhormone in dieser Jahreszeit zusammen.

Kuscheln statt Morgengymnastik Laut einer Umfrage des GEWIS-Institutes sind die Deutschen klassische Morgengymnastik-Muffel. Achtzig Prozent der Frauen und Männer kommen nach dem Aufstehen nur langsam in Fahrt. Die meisten aber tun nichts dagegen. Nur achtzehn Prozent versuchen, mit Gymnastik oder Joggen in Schwung zu kommen. Zweiundneunzig Prozent hoffen auf die belebende Wirkung eines heißen Getränks, meist Kaffee, vierundachtzig Prozent auf die heiße Dusche.
Warum nur machen wir es uns so schwer? Es geht viel einfacher: Kuscheln heißt die Devise! Einfach noch einige Zeit im Bett bleiben und intensiv mit dem Partner kuscheln. Das verleiht Schwung

und Power, weckt die Lebensgeister. Und dies ist sogar dank einer Langzeitstudie des amerikanischen Wissenschaftlers und Arztes Prof. Dr. Edward Lawrey mit fünfzig Paaren bewiesen. Er kam zu dem Ergebnis: Kuscheln am Morgen ist ebenso gesund wie Gymnastik.

Die Vorgänge im Körper beim morgendlichen Kuscheln sind in dieser Studie genau untersucht und gemessen worden. Die Fakten schwarz auf weiß:

- Der Kreislauf wird auf besonders gesunde Weise angeregt: nicht zu schnell, nicht zu langsam. So, wie es für den Organismus nach dem erholsamen Schlaf richtig ist.
- Die Fließeigenschaften des Blutes werden aktiviert.
- Das Herz wird gestärkt.
- Die Leber bekommt einen Impuls und wird damit gleich morgens bei ihrer Entgiftungsarbeit unterstützt.
- Viele Paare, die morgens regelmäßig den Tag mit Kuscheln begannen, wiesen sehr gute Cholesterin-, Triglyzerid- und Blutdruckwerte auf.
- Kuscheln regt die Bronchien an. Wer morgens kuschelt, hat den ganzen Tag über weniger Atemprobleme.
- Wer kuschelt, kommt viel schneller auch geistig in Fahrt, kann sich im Straßenverkehr und am Arbeitsplatz besser konzentrieren.
- Die Leistungsfähigkeit wird gesteigert.
- Unliebsamer morgendlicher Stress wird verhindert. Sorgenvolle Gedanken an das Tagespensum kommen vorerst gar nicht auf oder werden sanft zurückgedrängt.
- Die Studie zeigte: Gymnastik am Morgen macht fit, aber auch müde. Nach dem Kuscheln hingegen waren die Testpersonen besonders fit. Ihre Lebensfreude war größer als jene der Frauen und Männer, die Gymnastikübungen machten.

Romantik tanken Vermissen Sie in Ihrer Partnerschaft Zärtlichkeit und Romantik? Schauen Sie sich mit Ihrem Partner Filme mit Liebesszenen an! Amerikanische Psychologen haben ermittelt: Bei romantischen Filmszenen steigt bei sensiblen Frauen und Männern das Hormon Progesteron, das für unsere Sehnsucht nach Zärtlichkeit und Nähe mitverantwortlich ist.

Mit Liebe und Leidenschaft Stress bekämpfen Stress ist heutzutage leider ein treuer Begleiter unseres Alltags. Was kaum jemand weiß: Es gibt positiven und negativen Stress. Der positive Stress, auch Eustress genannt, ist wichtig, beflügelt uns, macht uns kreativ, verleiht Vitalität. Der negative Stress, der Distress, entsteht dann, wenn die Belastung überhandnimmt, unerträglich und unüberschaubar wird. Negativer Stress ist für Körper und Seele eine Bedrohung. Und je öfter er auftritt, je länger er anhält, desto gefährlicher wird er für unsere Gesundheit.

- Permanenter Stress kann mit der Zeit Herzinfarkt, Bluthochdruck, Schlaganfall, Schlafstörungen, Magengeschwüre und Erkrankungen der Schilddrüse auslösen. Es kann zu einer vorzeitigen Arteriosklerose kommen, weil Stress den Blutgefäßen die Elastizität nimmt.
- Stress kann dick machen, denn in Stresssituationen wird das Hormon Cortisol ausgeschüttet. Und das regt den Appetit an.
- Stress lässt die Zellen unseres Körpers früher altern.
- Das Immunsystem wird geschwächt, denn die Stresshormone Cortisol und Adrenalin reduzieren die Aktivität der Abwehrzellen erheblich.
- Laut einer Studie der Ohio State University in Columbus wird bei andauerndem Stress verstärkt der Botenstoff Interleukin-6 pro-

duziert. Die Folge können Entzündungen, Herz-Kreislauf-Erkrankungen, Diabetes und Osteoporose sein.

- Stress blockiert Energie, vor allem, wenn man nicht genügend Schlaf hat. Die Folge: Man ist den ganzen Tag erschöpft.
- Stress greift die Wände der Nerven- und Gehirnzellen an. Deshalb ist man in Stresssituationen meist wie geistig blockiert.

Fazit: Stress schadet massiv Körper, Geist und Seele. Aber es gibt auch eine gute Nachricht: Man kann sich gegen Stress stark machen. Vergessen wir die immer wieder gehörte Phrase, dass man Stress meiden sollte. Das ist in unserer heutigen Welt großteils gar nicht möglich. Also müssen wir uns stressfest machen. Prof. Dr. Dr. Johannes Huber von der Wiener Universitäts-Frauen-Klinik nennt als Schutzmaßnahme die fünf großen »L«:

- Lernen: Wer sein Gehirn ständig trainiert, wer geistig fit bleibt, ist auch stressfest.
- Laufen: Wer regelmäßig Freizeitsport treibt, wird besser mit Stresssituationen fertig.
- Lachen: Wer sich bemüht, einmal am Tag von Herzen zu lachen, der wird kein Sklave von Druck und Hektik werden.
- Lezithin: Naturlezithin aus der Sojabohne liefert auf der einen Seite Fettsäuren, die sich in die Zellwände einbringen und dort schützen, auf der anderen Seite Cholin, aus dem das Gehirn den Botenstoff Acetylcholin produziert. Und der ist für unsere geistige Fitness sehr wichtig.
- An wichtigster Stelle der Liste mit den fünf großen »L« aber steht – die Liebe. Sie ist ein optimaler Schutz gegen Stress und seine negativen Folgen.

Gemeint ist der Begriff Liebe dabei im weitesten Sinn. Einfacher – und schöner – kann man Stress nicht abbauen: Nach einem harten, anstrengenden Tag tut nichts so gut wie liebevolle Zwei-samkeit mit dem Partner. Wer denkt beim Küssen, Streicheln und Schmusen schon noch an den Aktenberg auf dem Schreibtisch? Und es braucht nicht beim Kuscheln zu bleiben – schließlich ist auch aufregender und leidenschaftlicher Sex eine Superwaffe gegen Stress. Sex ist – und das ist wissenschaftlich erwiesen – ein Wundermittel in Sachen gute Laune und Vitalität. Wer Spaß am Sex hat, bleibt länger jung – und sieht auch so aus. Leider – und das ist die Kehrseite der Medaille – verhindert großer Stress oft, dass man überhaupt Lust auf Sex hat.

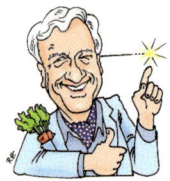

Übrigens Sex hält gesund, denn er stärkt die Immunkraft und kann so vor Husten, Schnupfen und anderen Erkältungen schützen. Laut einer Studie an der Universität von Pennsylvania produ-zieren die Sexualhormone nämlich das Anti-körper-Protein Immunglobulin A, das Viren und Bakterien abwehrt und neutralisiert. Das klappt aber nur bei einer wöchentlichen Sex-rate von zwei- bis dreimal: Dann stimmt das hormonelle Gleichge-wicht. Bei vier- bis fünfmal verliert der Körper hingegen zu viel Energie, die Abwehrkräfte lassen nach.

Heiße Sommernächte Wenn es im August so richtig heiß wird, steigt bei vielen Menschen die Lust auf die Liebe. Dass dies in vielfacher Hinsicht gesund ist, beweisen folgende Fakten: Sex erhöht den Testosteronspiegel für achtundvierzig Stunden um fünfzig Prozent. Das Testosteron verbrennt Fett und baut Muskel-masse auf. Außerdem entspannt Sex und beugt damit den nega-tiven Begleiterscheinungen des Stresses vor. Kopfschmerzen ver-schwinden und das Immunsystem wird gestärkt.

Sport macht Männer sexuell aktiver Die Devise »regelmäßig Sport treiben« gilt natürlich für alle, aber ganz besonders für Männer ab fünfzig. Erstens wird der altersbedingte Muskelabbau gebremst. Zweitens produziert der Organismus viermal mehr Wachstumshormone als bei einem Nichtsportler gleichen Alters. Drittens werden beim Sport fünfundzwanzig Prozent mehr Testosteron ausgeschüttet. Die Folge: Sport treibende Männer über fünfzig sind sexuell aktiver. Aber Vorsicht: nicht übertreiben! Bevor man mit dem Training beginnt, sollte man sich von einem Fachmann beraten lassen, denn zu schnelle und zu hohe Belastung kann »ungeübte« Gelenke schädigen und zu Entzündungen führen. Auch Herz- und Kreislauf werden beim Sport mehr als sonst belastet. Daher lieber ein sanftes Trainingsprogramm beginnen und nach Bedarf steigern – nicht umgekehrt.

Die Last mit der Lust

Wenn es denn immer so einfach wäre mit der Lust. Leider aber gibt es heutzutage immer mehr Männer und Frauen, bei denen im Alltagsstress die Erotik auf der Strecke bleibt. Männer leiden unter Potenzstörungen, Frauen fehlt die Fähigkeit, die Liebe zu genießen und einen Höhepunkt zu erreichen. Rund zwölf Millionen Menschen in Mitteleuropa sind betroffen, Tendenz steigend. Die Gründe dafür sind so vielfältig wie die Menschen selbst. Der schon genannte Stress unserer heutigen Zeit mit ihren gestiegenen Anforderungen an jeden Einzelnen gehört sicher ebenso dazu wie unsere gestiegenen Ansprüche an die Liebe. Jeder will im Leben eben möglichst glücklich sein – und dazu gehört auch die perfekte Beziehung.

Risikofaktor Liebe: eine Gefahr für die Gesundheit

Dass es für unsere Gesundheit Risikofaktoren wie Bluthochdruck, zu hohe Cholesterinwerte, Bewegungsmangel, Rauchen, zu viel Alkohol etc. gibt, weiß jeder. Doch dass auch die Liebe ein solcher Risikofaktor sein kann, würde man wohl eher nicht vermuten. Doch genauso ist es.

Liebe ist etwas Wunderbares. Und auch gut für die Gesundheit – jedenfalls wenn alles gut läuft. Doch dies kann auch ins Gegenteil umschlagen, nämlich dann, wenn es ernsthafte Probleme in der Beziehung gibt, beispielsweise wenn die Liebe einseitig wird, in Hass umschlägt, wenn einer der Partner den anderen betrügt oder wenn die Partner sich auseinandergelebt haben. Oft bleiben Paare jahrelang zusammen, auch wenn sie miteinander unglücklich sind, schaffen es aber nicht, sich zu trennen. Genau damit aber machen sie sich krank, denn eine unglückliche Partnerschaft führt häufig zu Depressionen, Ängsten, Panikattacken, Erschöpfungszuständen, aber auch zu Magen- und Darmproblemen und Verspannungen in der Wirbelsäule. In diesen Fällen wäre, so die einhellige Meinung vieler Psychologen, eine Trennung oft die beste Medizin. Natürlich – eine Trennung ist schmerzhaft. Aber: Es kann für die Gesundheit der Betroffenen schlimmer sein, zu lange an einer unglücklichen Beziehung festzuhalten. Doch kann es auch ohne Trennung gehen, nur müssen die Partner diese Liebeskrise meistern, wenn sie nicht krank werden wollen. Um dies möglichst ohne seelische Wunden zu meistern, gibt es ein paar Regeln:

- *Ganz wichtig:* Miteinander reden. Wenn ein Partner nicht reden will, muss der andere auf klärenden Gesprächen beharren. Schweigen inmitten von Problemen macht krank.
- Streit kann die Liebe retten – wenn er kultiviert geführt wird! Er darf nicht in Beschimpfungen und Beleidigungen ausarten.

- Das Gleichgewicht zwischen Gebendem und Nehmendem muss stimmen. In vielen Beziehungen gibt es Partner, bei denen der eine immer nur nimmt, während der andere unentwegt gibt. Derjenige, der immer für den anderen da ist, wird mit der Zeit krank. Daher: Beide müssen einander beweisen, dass sie füreinander da sind.
- *Nicht vergessen:* Dem anderen immer wieder sagen und zeigen: Ich liebe dich. Mit liebevollen Worten, zärtlichen Berührungen und kleinen Gesten – das sind nur kleine Aufmerksamkeiten, die nicht viel Aufwand erfordern, aber einfach so guttun. Es gibt Menschen, die werden unsicher und haben Angst, verlassen zu werden, wenn sie diese Bestätigung nicht bekommen. Und diese Angst und Unsicherheit schwächt Tag für Tag die natürlichen Abwehrkräfte und macht auf Dauer krank.

Damit es erst gar nicht so weit kommt, dass die Liebe zum Problem wird, ein paar goldene Regeln: mehr Rücksicht auf den anderen nehmen, viele klärende Gespräche führen, niemals im Streit auseinandergehen, sinnlose Streitduelle meiden.

Wenn dennoch gar nichts mehr geht – sich besser rechtzeitig trennen, bevor man einander das Leben zur Hölle macht.

Liebeskummer Wenn eine Beziehung dennoch in die Brüche geht, leiden Frauen besonders. Die Folge sind oft Depressionen und Antriebslosigkeit, aber auch Herz- und Kreislaufprobleme. Teile des Gehirns stellen die Arbeit ein, werden gar geschädigt. Man kann dem entgegenwirken: Frauen sollten nach einer Trennung viel Wasser trinken, Sport treiben und täglich drei Bananen essen. Damit werden Glückshormone aktiviert; diese helfen, den Liebeskummer besser zu verkraften.

Liebeselixier Wasser Ganz ehrlich – würden Sie auf den Gedanken kommen, dass mangelnde Lust auch mit zu wenig Flüssigkeitsaufnahme zu tun haben kann? Wohl kaum, oder? Ist aber so!
An dieser Stelle ein kurzer Ausflug in die Biologie: Der Mensch besteht zu zwei Dritteln aus Wasser, er kann ohne Flüssigkeit nicht existieren. Das Wasser ist unser Grundelement, wir brauchen es, damit unser Organismus in Schwung bleibt und all seine Funktionen erfüllen kann, beispielsweise auch den Abtransport der Stoffwechsel-Abfallprodukte und Gifte aus dem Körper.
Ein erwachsener Mensch gibt über das Ausscheiden bzw. Absondern von Harn und Schweiß täglich etwa drei Liter Flüssigkeit ab. Wenn die entsprechende Menge nicht ersetzt wird, kann es zu Kreislaufversagen, zu Störungen der Herz- und Bronchientätigkeit kommen. Fatal: Nur siebzehn Prozent der Deutschen trinken täglich ausreichend Wasser. Die anderen trinken zu wenig – mit teilweise gravierenden Folgen für die Gesundheit:

- Flüssigkeitsmangel kann recht schnell zu schlechter Laune bis hin zu depressiven Verstimmungen führen. Das hat einen ganz einfachen Grund: Wer zu wenig trinkt, dessen Harn wird dickflüssiger, sodass Giftstoffe, die sonst abtransportiert werden, im Körper bleiben und in Richtung Gehirn wandern, wo sie all jene Botenstoffe stören, die für gute Laune, für Freude, fürs Glücklichsein und für die Lust auf Liebe zuständig sind.
- Außerdem kann Flüssigkeitsmangel geistige und körperliche Erschöpfung bewirken. Und – ganz ehrlich – wenn man sich schlecht fühlt, hat wohl niemand noch Energien für Sex übrig, oder?
- Wer zu wenig trinkt, bekommt oft Kopfschmerzen. Und die sind auch nicht unbedingt förderlich für die Lust.
- Wer zu wenig Wasser getrunken hat, ist unkonzentriert, kann

keinen klaren Gedanken fassen – denkbar schlechteste Voraussetzung für romantische oder leidenschaftliche Stunden zu zweit.

- Für guten Sex braucht man zweifellos eine gewisse sportliche Kondition. Auch die ist nur dann garantiert, wenn man ausreichend
trinkt. US-Wissenschaftler haben schon vor Jahren nachgewiesen:
Wer vor der Liebe einen halben bis einen Liter Mineralwasser trinkt,
und zwar am besten ein Wasser mit Natrium-Hydrogen-Karbonat,
der kann seine Leistung um zehn bis zwanzig Prozent steigern.

- Auch Stress, dem absoluten Lustkiller, kann man begegnen, wenn
man genügend Wasser trinkt. Dadurch wird das Blut flüssig und liefert wieder mehr Sauerstoff ans Gehirn. Folge: Der Blutdruck sinkt,
im Organismus läuft wieder alles normal. Und dann klappt es auch
wieder mit der Lust auf Liebe.

- Und natürlich hat die Liebe auch mit dem Aussehen zu tun.
Fakt ist: Wer ausreichend Wasser trinkt, hat eine glattere Haut mit
weniger Falten, sieht einfach jünger aus.

Wassertrinken für die Liebe. Das klingt doch jetzt gar nicht mehr so
abwegig, oder?

Fünf Bananen killen den Sex Da ständiger Stress nun – wie in zahlreichen Studien nachgewiesen – DER Lustkiller schlechthin ist,
was läge da näher, als zu einem Hausmittel zu greifen, der Banane?
Die nämlich ist gut gegen Stress. Ein Blick auf die Inhaltsstoffe der
Banane, und es wird klar, warum.

- Bananen enthalten reichlich Magnesium – das stärkt Herz und
Kreislauf und ist das Anti-Stress-Mineral schlechthin – und Kalium,
wichtig für gute Nerven in kritischen Situationen und ebenfalls gut
für das Herz.

- Die Banane liefert Vitamin C. Auch das macht stressfest. Wir ver-

brauchen bei fünfzehn Minuten Stress und Ärger zwischen dreihundert und dreihundertfünfzig Milligramm Vitamin C.

- Außerdem haben Bananen einen hohen Gehalt an den B-Vitaminen, vor allem am Vitamin B1, auch das »Nerven-Vitamin«
genannt, und am Vitamin B6, das bei Nervosität und Unsicherheit
hilft und schön locker macht – gute Voraussetzung für romantische Stunden zu zweit.
- Der absolute Hit im Kampf gegen den Stress ist aber der Bioaktiv-
stoff Katecholamin, der zartgelbe Farbstoff der Frucht. Katecholamin verleiht uns innere Ruhe und macht uns locker.
- Und schließlich haben Bananen einen hohen Gehalt an den
beiden pflanzlichen Hormonstoffen Norepinephrin und Serotonin,
die der Körper zwar nicht aus der Banane direkt aufnehmen kann,
wodurch aber die körpereigene Serotonin- und Norepinephrin-
Produktion angeregt wird.

Die Banane ist also als Gute-Laune-Bringer ein wahrer Tausendsassa. Sie sorgt für gute Nerven, Stressabbau und die Produktion
von Glückshormonen. Mögliche Schlussfolgerung also: Mehr
Bananen = weniger Stress = mehr Lust? Doch so einfach ist es
leider nicht. Eine Banane, vielleicht zwei helfen, Stress abzubauen
und uns in eine glückliche, sinnliche Stimmung zu versetzen. Was
darüber hinausgeht, ist zu viel, denn dann machen die Bananen
zwar entspannt und glücklich – aber eben so entspannt, dass man
zu träge für die Liebe wird und einfach nur das ruhige Beisammen-
sein mit dem Partner genießen will. In die gleiche Richtung geht
auch das Ergebnis einer Studie: Wenn zwei Menschen gleich gut
Tennis spielen und einer von den beiden verzehrt während des
Spiels drei bis vier Bananen, dann wird immer der verlieren, der die
Bananen gegessen hat. Er ist nämlich durch die Powerstoffe der

Banane so glücklich und stressfrei, dass sein Ehrgeiz lahmgelegt ist! Also: Bei stressbedingter Lustlosigkeit ran an die Banane – aber bitte in Maßen!

Lustmacher-Dessert Ein Rezept für ein kleines bananiges Lustmacher-Dessert: Eine Banane der Länge nach in zwei Teile schneiden. Beide auf einem Teller anrichten, mit fünf Esslöffeln heißer Vanillesoße und zwei Esslöffeln Erdbeerkonfitüre garnieren.

Kampf der Lustlosigkeit

Wie aber soll man mit der Lustlosigkeit umgehen? Schwere Geschütze aus der Apotheke auffahren? Sich mit der Flaute im Bett abfinden? Bloß nicht! Bevor man dies tut, sollte man zuerst die Kräfte der Natur nützen, vor allem jene, die keine Nebenwirkungen haben. Stellt sich die Frage: Lässt sich mit natürlichen Mitteln tatsächlich die Libido verbessern? Antwort: Ganz klar ja, es sei denn, es liegen ein organisches Leiden oder seelische Probleme zugrunde.

Irgendwie logisch: Ein durch Stress, mangelnde Bewegung und falsche Ernährung ausgepowerter Körper hat keine zusätzlichen Kräfte für die körperliche Liebe frei. Man muss ihn erst wieder aufbauen, auf Trab bringen sozusagen – dann klappt es auch mit der Lust wieder.

Es gibt eine ganze Reihe von natürlichen Substanzen, die über verschiedene Wege zum Ziel führen: Die einen verbessern die Laune, bauen Stress ab und fördern damit die Liebesbereitschaft. Die anderen unterstützen durch pflanzliche Hormone die körpereigenen Hormone oder ersetzen sie zum Teil. Und wieder andere regen die Liebesgefühle an.

Wichtig zu wissen Natürliche Libidomittel sind keinesfalls grundsätzlich ungefährlich! Früher wurde z. B. zur Steigerung der Liebeslust und -kraft die Spanische Fliege eingesetzt – ein metallisch grüner Käfer aus Südosteuropa. Er wurde eingefangen, zu Brei vermahlen und zu einer Tinktur verarbeitet. Die Wirkung basierte auf der Substanz Kantharidin. Und das ist ein Giftstoff, der Krämpfe hervorruft und tödlich sein kann! Also bitte Finger weg!

Liebesmittel aus der Küche

Ananas Auf den Antillen ist es seit jeher üblich, dass man mit Ananas die Liebeskraft stärkt. Wichtig: Nur vollreife Ananas verwenden – kann man daran messen, ob der Saft auf der Zunge brennt. Das ist bei uns bei den im Spätsommer und Herbst erhältlichen Früchten der Fall.

Dazu ein Rezept: Zwei dicke Scheiben einer frischen Ananas auf einem Teller anrichten, mit zwei Teelöffeln Zitronensaft beträufeln, mit einem Esslöffel Schlagsahne garnieren.

Granatapfel Er enthält große Mengen an pflanzlichen Hormonen, vor allem Östrogene, und stärkt in erster Linie die weibliche Libido.

Spargel kann ebenfalls die Liebeslust fördern. Man hat ihn früher oft passend den »sinnlichen Stängel« genannt. Das Geheimnis: Spargel liefert reichlich Zink und Molybdän – die braucht vor allem der Mann für den Sex. Verstärkt wird die Wirkung durch Asparaginsäure.

Knoblauch Knoblauch gilt seit jeher als Garant für die Liebeskraft. Auch er enthält reichlich Zink und Molybdän. Sein Spitzname im

Mittelalter: Liebeszwiebel. Das Allizin fördert die Durchblutung in den Genitalien, ebenfalls gut für die Libido. Besonders wirksam: Knoblauchzehe über Nacht in Honig einlegen und am nächsten Tag kauen.

Dazu ein Rezept. Knoblauchsuppe (für zwei Personen): 5 g Knoblauch und 15 g Zwiebel fein hacken, in einem Esslöffel Margarine goldgelb anlaufen lassen. Mit 750 ml siedender Gemüsebrühe aufgießen und aufkochen lassen. Jede Portion mit einer getoasteten Weißbrotscheibe servieren.

Artischocke Artischocken aktivieren mit ihren Gerbstoffen, Flavonoiden und mit dem Hauptinhaltsstoff Cynarin die Sexualdrüsen und damit die Produktion der Sexualhormone.

Dazu ein Rezept. Artischockensalat: drei Artischocken gar kochen. Die Artischockenböden in Streifen schneiden, zwei Tomaten und eine halbe Paprikaschote in Würfel schneiden. Eine halbe Knoblauchzehe mit etwas Salz zerdrücken. Alles vermischen. Drei Esslöffel Distelöl, etwas grünen Pfeffer, einen Esslöffel Apfelessig, etwas Honig und ein halbes Bund Petersilie gehackt verrühren, dazumischen. Eine Stunde ziehen lassen.

Weizenkeime Auch das in Weizenkeimen reichlich enthaltene Vitamin E wirkt libidofördernd. Entweder frisch gekeimt oder getrocknet aus dem Reformhaus und am besten dem Müsli am Morgen beigeben.

Sellerie Sellerie enthält ätherische Öle, die die Liebeslust fördern. Es ist also doch etwas dran an dem alten Spruch: »Fritzchen, freu dich: Heut gibt's Selleriesalat!«

Mandeln Im Orient gilt das Knabbern von Mandeln als libidofördernd.

Vanille Schon bei den Azteken galt Vanille als erotisierend. Die ätherischen Geruchsstoffe der Vanille wirken auf das Sexualleben vor allem der Männer stimulierend.

Dazu ein Rezept: zwei Kugeln Vanilleeis mit zwei Esslöffeln heißer Schokolade übergießen. Die Schokolade verstärkt den Wunsch nach Liebe und Zärtlichkeit.

Fisch und Meeresfrüchte Unsere Drüsen benötigen hochwertiges Eiweiß und Zink, um ausreichend Sexualhormone produzieren zu können. Als ideale Libido- und Potenzförderer gelten Austern und andere Muscheln, Krabben und Heringe. Als die ersten Meldungen über Viagra um die Welt gingen, erklärte ein Arzt, Vater von sechsundvierzig (!) Kindern, in einer Tageszeitung, das bessere Libidomittel sei jeden Tag frischer Fisch.

Petersilie Zwischen den beiden Weltkriegen galt es als Geheimnis der Männer in schottischen Herrenklubs: Man kaute frische, rohe Petersilie, um die Manneskraft so richtig aufzubauen. Heute weiß man, dass dafür pflanzliche Hormonstoffe verantwortlich sind, die man mit dem Hauptwirkstoff Apinin aufnimmt.

Dazu ein Rezept: Eine dünne Scheibe Vollkornbrot mit etwas Butter bestreichen, ganz dick mit gehackter, roher Petersilie belegen.

Salbei Zur Zeit der großen Seefahrer war es üblich, dass die Matrosen getrocknete Salbeiblätter kauten oder einen Liebescocktail aus Salbei tranken, bevor sie in den Heimathafen kamen, weil sie dann daheim nach langer Abwesenheit »vollen Einsatz« zeigen konnten. Also – die Bitterstoffe von Salbei sind nicht nur positiv für die Atemwege, sondern auch für die Manneskraft.

Dazu ein Rezept: Einen Liter kaltes Wasser in einen Topf geben, drei gehäufte Esslöffel getrocknete Salbeiblätter (aus der Apotheke) dazugeben. Das Ganze drei Minuten kochen lassen, durchseihen, mit vier Esslöffeln Honig süßen. Den ganzen Liter binnen weniger Stunden trinken.

Brennnessel Im Ungarn der Jahrhundertwende galt Brennnesselsamen, mit Honig zu einem Tonikum verrieben, als Potenzmittel.

Man machte so sogar alte, klapprige Gäule auf dem Pferdemarkt von Budapest vorübergehend zu kraftstrotzenden Hengsten. Sie wurden wieder ganz wild auf Stuten – wenn auch nur temporär. Danach haben Ärzte dieses Tonikum bei Menschen angewendet. Heute gibt es im Reformhaus Brennnesselsamentonikum. Seine Schleimstoffe und Saponine bauen den Organismus auf – und damit auch die Liebeslust. Vor allem in Seniorenheimen konnten diesbezüglich erstaunliche Beobachtungen gemacht werden.

Grüner Hafer Er galt bereits bei Pfarrer Kneipp als Förderer der Liebeskraft, damals als Tee. Aus dieser Zeit dürfte das Sprichwort stammen: »Mich sticht der Hafer!« In den USA haben zwei Wissenschaftlerinnen eine Wirkstoffmischung aus Brennnessel und grünem Hafer im Rahmen einer Studie getestet. Das Ergebnis: Männer und Frauen hatten wieder mehr Lust auf die Liebe. Brennnesseln und grüner Hafer enthalten sogenannte Exsativa-Wirkstoffe, die in das Hormongeschehen des Menschen eingreifen. Man bekommt das Duo in Kapselform in der Apotheke.

Kartoffel Um ihre Stärke in Sachen Liebeskraft wussten schon die Indianer Bescheid. Die Kartoffel ist reich an pflanzlichen Hormonstoffen, die den menschlichen Organismus kräftigen. Wichtig: Häufig Kartoffeln essen. Und: Es dürfen ausschließlich schonend zubereitete Pellkartoffeln sein.

Dazu ein Rezept: vier mittelgroße Pellkartoffeln mit vier Esslöffeln Quark und fünf Esslöffeln gehacktem Schnittlauch genießen.

Sinnlicher Liebescocktail Je 125 ml frischen Ananas- und frischen Papayasaft miteinander vermischen, zwei Esslöffel flüssiges Sojalezithin aus der Apotheke dazugeben, gut umrühren und das Ganze langsam genießen.

Maca-Wurzel: Liebeskraft aus der Natur für Mann und Frau

Eine gute Nachricht für alle – Männlein und Weiblein –, bei denen es mit der Lust hapert. Abhilfe soll ein eher unscheinbares Kraut aus Südamerika schaffen: die Maca-Pflanze, deren Wurzeln über enorme Energie verfügen.

Ein kurzer Ausflug in die Botanik: Die Maca-Pflanze ist eine entfernte Verwandte unserer Kresse, sie wird etwa zwanzig Zentimeter hoch und hat viele Knollenwurzeln. Sie wird seit 700 vor Christi Geburt in den südamerikanischen Anden angebaut, in bestimmten Gegenden von Zentral-Peru in etwa 3.500 bis 4.500 Metern Höhe. Das Klima dort ist hart, die Temperaturen betragen zwischen vier und sieben Grad, dazu kommen starke Winde, intensive Sonneneinwirkung und saurer Boden. Während der grüne Teil der Pflanze von den Bewohnern der Region als Gemüse in der Küche verarbeitet wird, wird die Wurzel als Aufbaumittel für den Organismus und für Fruchtbarkeits- und Männlichkeits-Rituale verwendet. In den Anden ist Maca ein Stück Kulturgut, die bäuerliche Bevölkerung setzt sie auch bei Hochzeitszeremonien ein.

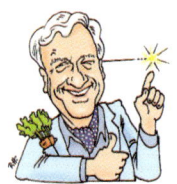 **Gut zu wissen** Maca enthält wertvolle Proteine, viel Eisen, Zink, Magnesium und Kalzium, aber auch nahezu alle Vitamine sowie insgesamt rund dreihundert Substanzen – Geruchsstoffe, Farbstoffe und ätherische Öle –, die zum Teil noch gar nicht analysiert worden sind. Die enorme Wirkung auf die Liebeskraft des Menschen dürfte auf die spezielle Kombination dieser Stoffe zurückzuführen sein. Schon im 16. und 17. Jahrhundert war man sich der Wirkung bewusst. So haben die Spanier den Maca-Anbau enorm gefördert und die Maca-Wurzel als »Zaubermittel für die Liebe« in ihre Heimat transportiert.

Maca lässt sich vielfach verwenden. Heute noch werden in
der Region die Maca-Wurzeln nach der Ernte frisch und nicht
getrocknet in Huatias, in Öfen mit glühenden Erdklumpen, und
in Pachamanoas, unterirdischen Öfen mit glühenden Steinen,
gekocht und dann verzehrt. Sie können aber auch getrocknet und
mehrere Jahre aufbewahrt werden, müssen dann aber vor dem
Verzehr wieder gekocht werden. Die dabei entstehende weiße
Masse verwendet man dann zur Zubereitung von Liebescocktails,
Marmelade und Maisbrei. Und schließlich kann man Maca auch zu
Mehl verreiben und damit das Weizenmehl in der Küche ersetzen.
In den Städten Perus, vor allem in Lima, wird das Pulver der Maca-
Wurzel seit vielen Jahren zur Potenzsteigerung beim Mann und
zum Anregen der Fruchtbarkeit bei der Frau verwendet. Grund
genug für amerikanische und europäische Wissenschaftler, die
Maca-Wurzel hinsichtlich ihrer Wirksamkeit auf diesem Gebiet zu
untersuchen. Die Ergebnisse können sich sehen lassen:

- Die regelmäßige Einnahme kann sowohl Stress und seine negativen Begleiterscheinungen als auch chronische Müdigkeit erfolgreich bekämpfen.
- Maca verhilft zu neuen Energien. Man wird leistungsfähiger.
- Maca macht glücklicher. Wer ständig schlecht gelaunt und von
  den immer gleichen, trüben Gedanken verfolgt wird, fühlt sich
  nach der Einnahme von Maca wieder besser.
- Maca vertreibt sexuelle Lustlosigkeit, bringt schon nach kurzer Zeit
  die Lust auf die Liebe zurück.
- Maca macht fruchtbar. Frauen, die sich schon lange ein Kind wünschen, werden nach der Einnahme von Maca schneller schwanger.
  Einnahmetipp: Morgens und abends jeweils ein bis zwei Kapseln des Extrakts aus der Maca-Wurzel (Apotheke, Reformhaus)
  einnehmen. So baut man seine sexuelle Kraft langsam, aber – im

Vergleich zu anderen chemischen Potenzmitteln – beständig und vor allem dauerhaft auf. Und noch ein Vorteil: Es gibt keine Nebenwirkungen.

Winterzeit = Sexflaute? Wenn in der kalten Jahreszeit an sonnenlosen und düsteren Tagen bei Frau und Mann die Liebeslust zu wünschen übrig lässt, kann man mit einem ganz einfachen Trick dagegen angehen: Vitamin C! Es schützt nicht nur vor Erkältungen und Stress, sondern regt über die Hirnanhangdrüse die Produktion von Sexualhormonen an. Zusätzlich aktiviert es unsere Glückshormone im Gehirn.

Noch mehr natürliche Aphrodisiaka

Guarana Der Extrakt aus den Samen der Guarana-Pflanze wird bei uns in Kapselform gegen Müdigkeit zum Aufbau neuer Energie eingesetzt. Jetzt hat eine Studie in Südamerika ergeben: Guarana fördert auch die Liebeslust.

Ginseng Seine Hauptwirkstoffe – neunundzwanzig verschiedene Ginsenoside – greifen positiv in den Stoffwechsel einer Substanz mit dem Namen Stickoxydul im männlichen Körper ein. Stickoxydul ist für Liebeslust und eine beständige Erektion verantwortlich.

Naturlezithin Oftmals ist ein Mangel am Fettstoff Lezithin im Gehirn und im Samen des Mannes dafür verantwortlich, dass es mit der körperlichen Liebe nicht klappt. Jetzt haben Untersuchungen in den USA ergeben: Wenn ein Mann zehn Wochen lang täglich Naturlezithin aus der Apotheke nimmt – egal, ob in flüssiger oder fester Form –, verbessert sich sein Sexualleben merklich. Lezithin ist auch für die Steuerung des Samentransports im männlichen Organismus verantwortlich.

Bienenblütenpollen Bienenpollen bauen mit ihrem Gehalt an Vitaminen, Mineralstoffen, Spurenelementen wie Zink und Selen und natürlichen Hormonstoffen die Liebeskraft bei Mann und Frau auf, fördern ihr Libidopotenzial erheblich. Verschiedenste Studien haben ergeben: Die regelmäßige Einnahme von Bienenpollen – täglich zwei bis drei Kapseln aus der Apotheke – verstärkt die Libido, fördert die Durchblutung in den Genitalien und steigert die Zeugungsfähigkeit. Doch Bienenpollen können noch mehr: Sie wirken auch gegen Schlaflosigkeit, Stressfolgen, Konzentrationsstörungen, Frustrationen und Arbeitsunlust. Viele der erwähnten Studien wurden mit den speziellen Bienenblütenpollenmischungen Melbrosia für die Frau und Melpromen für den Mann (beides ist in Apotheken erhältlich) durchgeführt und kamen zu absolut überzeugenden Ergebnissen. Diese Mischungen sind eine einzigartige Kombination aus Bienenpollen und Gelée royale aus dem Bienenstock (Melbrosia genannt).

Dazu ein Rezept: Liebesmüsli am Morgen: Drei Esslöffel Müsli (Reformladen, Drogeriemarkt) mit einem Teelöffel Rosinen, einem geriebenen Apfel, einem Becher Joghurt und einem Teelöffel Bienenpollen (Apotheke) vermischen.

Homöopathie Die Homöopathie setzt mit großem Erfolg den Extrakt aus dem Mönchspfeffer (Vitex agnus castus) – im Volksmund auch Keuschlamm genannt – ein, und zwar als Potenzakkord in Kombination mit den Verdünnungen D3, D12 und D30. Der Wirkstoff wird aus den Blättern der Pflanze gewonnen. Flavonoide, Glykoside sowie der Wirkstoff Acasorell steigern vor allem die Leistungskraft des Mannes in der Liebe. Der Arzt gibt zu Beginn eine Injektion in die betreffenden Akupunkturpunkte auf der Haut. Später verordnet er Tropfen. Binnen vier bis sechs Wochen sollte die Libido zurückkehren.

Akupressur Der österreichische Masseur und Akupressurexperte Hannes Steiger hat einen Akupressurgriff zur Steigerung der Libido aus China mitgebracht: Dazu wird mit dem Daumen an der Innenseite des Oberschenkels, genau in der Mitte, der Punkt Le 9 gesucht und ein bis zwei Minuten lang in kreisenden und drückenden Bewegungen massiert. Ein weiterer Griff: Man massiert die äußeren Knöchel beider Füße mit den Daumen. Vorteil: Das kann man auch ganz unauffällig beim Ausziehen von Strümpfen oder Socken tun.

Romantik pur Alle Paare wünschen sich für ihre romantischen Stunden das richtige Umfeld – beispielsweise ein schönes Abendessen mit Kerzen und Champagner, ein großes Bett mit duftender Bettwäsche, eventuell ein romantisches Zimmer in einem tollen Hotel, aufregende Kleidung, ein reizvolles Vorspiel mit wohlriechenden Ölmassagen. Stellen Sie doch einmal selbst ein erotisierendes Massageöl her: fünf Tropfen Lavendel-, drei Tropfen Koriander-, zwei Tropfen Kardamon-, drei Tropfen Jasmin-, sechs Tropfen Rosmarin-, zwei Tropfen Zitronen- und zehn Tropfen Grapefruitöl vermischen.

Tipps für die Libido Libido steigern – gut und schön. Aber natürlich ist es auf der anderen Seite auch wichtig, all das zu vermeiden, was die Libido verringert. Dazu ein paar Tipps:
- Zu enge Jeans und überhaupt zu straff sitzende Kleidung meiden – sie ist oft verantwortlich dafür, dass beim Mann zu wenige Spermien produziert werden.
- Nicht zu viel Alkohol trinken. In größeren Mengen ist er der reinste Liebestöter.
- Nicht rauchen. Nikotin und andere Substanzen in der Zigarette ver-

engen die Blutgefäße und stören dadurch die Durchblutung im Unterleib. Das nimmt Liebeslust und -kraft.

- Und noch einmal: Stress meiden. Oder sich zumindest gegen den Stress wappnen, z. B. durch regelmäßigen Sport, reichlich Flüssigkeitszufuhr und magnesiumreiche Ernährung.
- Regelmäßig zum Zahnarzt gehen. Jawohl, Sie haben richtig gelesen. Kranke Zähne können die Libido stören und sich negativ auf die Zeugungsfähigkeit des Mannes auswirken. Warum weiß man nicht, aber Erfahrungswerte aus verschiedenen Arztpraxen bestätigen dies.

Lustmacher Sonne? Nicht unbedingt. Hier ticken Männer und Frauen unterschiedlich. Wenn Männer einen Tag in der Sonne zubringen, werden sie eher schlapp und müde, Frauen hingegen blühen auf und sind voller Vitalität. Die Erklärung: Die Sonne wirkt auf die Hormone, sie fördert vor allem die Ausschüttung der Energiehormone. Die Östrogene der Frau verstärken diese Hormonausschüttung, die Hormone des Mannes hingegen bremsen sie.

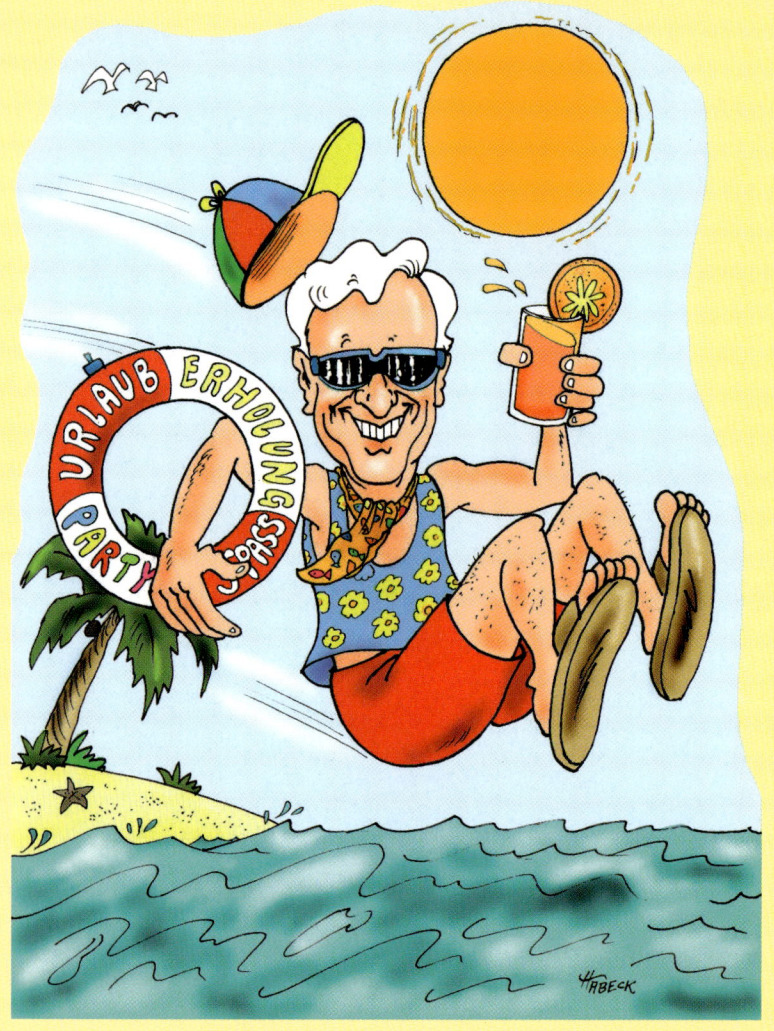

Auf der Sonnenseite des Lebens

Der Badestrand von Miami liegt im prallen Sonnenschein. Die bildhübsche Martina aus München macht gerade Single-Urlaub. Sie ist braun gebrannt, fühlt sich wohl und – ist glücklich, weil sie den Mann ihrer Träume gesehen hat. Doch er reagiert nicht auf ihre Flirtversuche. Da lauert sie ihm im Korridor des Ferienhotels auf, zieht den verdutzten Mann in ihr Zimmer und droht ihm: »Wenn Sie jetzt nicht sofort Zeit für mich haben, sprenge ich das Hotel mit allen achthundert Urlaubsgästen in die Luft!« Nach einer Stunde kommt der Mann wieder an den Strand zu seiner Frau zurück. Sie fragt ihn: »Wo warst du denn so lange?« Darauf er kurz und bündig: »Ich habe gerade achthundert Menschen das Leben gerettet!«

Ja, die liebe Sonne! Sie spielt eine große Rolle für unsere Gesundheit, für die Produktion unserer Sexualhormone und für jede Menge Glücksgefühle. Darum reisen viele Menschen so gerne in den sonnigen Süden. Darum schützen sich viele im Winter mit einer Vollspektrumlampe vor einer Winterdepression und darum zieht es manche magisch auf die Sonnenbank. Bei all den Gefahren, welche die Sonne mit sich bringt, dürfen wir nicht vergessen: Sie ist unser Lebenselixier.

Die Macht der Sonne

Die Sonne. Unser Lebenselixier. Ohne sie gäbe es kein Leben auf der Erde, keine Menschen, keine Tiere, keine Pflanzen. Sie bewirkt alles organisches Wachsen und Gedeihen. Und sie tut – in Maßen genossen – so gut. Wer von uns sehnt sich nicht in trüben Winterzeiten nach ein paar wärmenden Sonnenstrahlen? Und sobald sich die Sonne dann am Himmel zeigt, beispielsweise in den ersten Vorfrühlingstagen, strömt alles sonnenhungrig hinaus ins Freie – mit neu gewonnener Lebensfreude und Energie.

Gesundes Sonnen-Vergnügen

Die Urlaubszeit steht vor der Tür – aber Sie haben weder Zeit noch Geld, in den sonnigen Süden zu fahren? Versuchen Sie sich damit zu trösten, dass Sie so einer Reihe von Unannehmlichkeiten entgehen: den gesundheitsschädigenden Folgen der stechenden Sonne in einem südlichen oder exotischen Land, Reisedurchfall, Malaria, die lange Anreise bis zum Urlaubsort.
Anstelle eines großen Urlaubs sollten Sie sich dafür an den Schönwetter-Wochenenden so oft es geht einen Ausflug in die freie Natur gönnen und die heimische Sonne genießen. Auch das ist Glück, das »kleine Glück« eben. Der Vorteil: In unseren Regionen ist die Sonne niemals so schädlich und intensiv wie in südlichen Breiten. Wenn Sie hier die Sonne maßvoll genießen, ist das sogar gut für die Gesundheit. Klar, die Negativmeldungen über die Gefahren

der Sonne klingen uns allen in den Ohren. Daher ist es jetzt auch einmal an der Zeit, ihre positiven Eigenschaften aufzuzählen.

- Es ist erwiesen: Zehn Minuten Sonnenschein täglich steigern Leistungsvermögen und Vitalität um bis zu fünfzig Prozent. Und: Schon sechs Minuten Sonne am Tag verbessern die Konzentration und die Lebensfreude ganz gewaltig. Depressive Verstimmungen und schlechte Laune haben keine Chance.
- Unter dem Einfluss der Sonne wird vermehrt Vitamin D produziert – das stärkt die Knochen und die Immunkraft und beeinflusst Herz und Kreislauf positiv.
- Sauerstoffversorgung, Durchblutung und Stoffwechsel werden verbessert.
- Die Sonne kann sich positiv auf Akne, Pickel und andere Hautprobleme auswirken und Allergien ausbremsen.
- Die Produktion von Sexualhormonen wird gesteigert, die Liebeslust somit angeregt.
- Die Sonne stärkt die Immunkraft, macht den Körper so resistenter gegen Krankheiten.
- Die Sonne fördert eine schnellere Wundheilung.
- Die Sonne stärkt Nerven und Atemwege.
- Vitamine, Mineralstoffe und Spurenelemente, die wir mit der Nahrung aufnehmen, werden durch den Einfluss der Sonne besser im Körper verwertet.
- Auch Gelenkprobleme, rheumatische Beschwerden und allgemeine Unpässlichkeiten verschwinden durch den Einfluss der Sonne oft.

Aber bitte! Nehmen Sie den Rat, die Sonne in Maßen zu genießen, ernst. Und schützen Sie Ihre Haut mit Sonnenschutzmittel. Sonst kann das Sonnenbad schnell schmerzhaft enden.

Gesundes Bräunen

Das kennen wir alle: Gegen Ende des Winters verzehren wir uns nach den ersten warmen Sonnenstrahlen des Frühlings, freuen uns auf das erste Sonnenbad. Doch unbestritten ist: Wir können die Sonne nicht mehr so unbeschwert genießen, seit die Schreckensmeldungen von der dünner werdenden Ozonschicht, die uns vor den schädlichen UV-Strahlen der Sonne schützt, beinahe täglich durch die Medien gehen.

Hier ein paar Tipps, die unerlässlich für einen gesunden Sonnengenuss sind:

- Vorsichtig mit dem Sonnenbaden beginnen und sich nicht stundenlang den intensiven Strahlen aussetzen.
- Sonnenschutzpräparate mit hohem Schutzfaktor (ab 14 oder 15) verwenden.
- Besonders empfindliche Körperpartien wie Nase, Lippen, Schultern und Brustwarzen mit Sunblockern schützen.
- Sonnenbrände vermeiden. Jeder einzelne erhöht das Hautkrebsrisiko bereits erheblich.
- An besonders heißen Tagen zwischen elf und fünfzehn Uhr die pralle Sonne meiden. Und wenn, dann nur mit Kopfbedeckung.
- Tragen Sie Baumwollkleidung. Sie lässt nur sechs Prozent des UV-Lichtes durch. Bei Kunstfaserkleidung sind es fünfzig Prozent.
- Nicht im seichten Wasser schwimmen und tauchen, denn hier spürt man die Kraft der Sonne nicht und holt sich so schnell einen Sonnenbrand.
- Vorsicht mit Selbstbräunungspräparaten. Sie sind kein Sonnenschutz!
- Tragen Sie in der grellen Sonne spezielle Sonnenbrillen mit starkem UV-Filter, am besten mit Schutz vor seitlicher Einstrah-

lung. Zu starkes Sonnenlicht kann schwere Augenerkrankungen auslösen.
- Wenn Sie Medikamente nehmen müssen: nicht in die Sonne gehen. Viele Arzneien machen lichtempfindlich. Es können Sonnenbrand und Allergien auftreten.
- Die Haut den ganzen Sommer mit Hautölen pflegen, die die schützenden Vitamine A und E enthalten.
- Kinder brauchen mit ihrer empfindlichen Haut besonderen Sonnenschutz.
- Ein Trost für Großstädter: Die Smogglocke hält – ähnlich der Ozonschicht – Teile der UV-Strahlung ab. Außerhalb der Großstadt ist Sonnen gefährlicher.

So bewahren Sie die Sommerbräune länger

Ganz ehrlich – zart gebräunte Haut sieht einfach schöner aus als weiße, bleiche Haut. Doch angesichts der Gefahren durch die immer schädlicher werdende Sonneneinstrahlung kann man ein Sonnenbad kaum noch ohne schlechtes Gewissen genießen. Was ist die Alternative? Also tatsächlich den ganzen Sommer mit käseweißer, aschfahler Haut herumlaufen? Nein. Das ist nicht nötig – wenn man die oben genannten Regeln beachtet.

So weit so gut – das mag in der Vergangenheit ausgereicht haben, um sich gegen die Sonne zu schützen. Doch nun gibt es bereits Stimmen, die noch mehr Schutz fordern, beispielsweise die des international anerkannten und erfolgreichen Umweltmediziners Doz. Dr. Bodo Kuklinski, der bei seinen Nachforschungen im Kampf gegen Umweltgifte Erschreckendes herausgefunden hat. Die aggressiver werdende Sonneneinstrahlung gefährdet nicht nur die

Haut, sondern auch den gesamten Organismus, denn sie fördert die Entstehung von Umweltgiften im Körper. Wir sind heutzutage ständig von diesen Umweltgiften, hochaggressiven Molekülen – in der Wissenschaft »freie Radikale« genannt – umgeben und nehmen sie durch die Luft, das Wasser, die Nahrung auf. Sie zerstören unsere Körperzellen, schwächen unser Immunsystem, fördern vorzeitige Adernverkalkung, Krebs und viele andere Zivilisationskrankheiten. Eine Studie mit dreißig Krankenschwestern, die einen zweiwöchigen Badeurlaub an der Ostsee verbrachten und sich täglich in die Sonne legten, kam zu dem eben genannten erschreckenden Ergebnis: Auch durch Sonnenbestrahlung entstehen im Körper des Menschen diese aggressiven Umweltgifte, ihre Zahl steigt einige Stunden nach dem Sonnenbad dramatisch an.

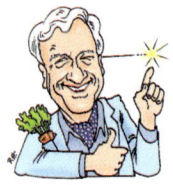 ***Gut zu wissen*** Ein Schutz gegen diese »freien Radikalen« ist möglich. Die Hälfte der dreißig Probanden hatte vor dem Sonnenbad mit der Einnahme von bestimmten Natursubstanzen vorgesorgt – mit Vitamin C und E, dem Provitamin Betacarotin und dem Spurenelement Selen, den sogenannten Antioxidantien, also Stoffe, die uns vor Umweltgiften schützen. Bei diesen fünfzehn Testpersonen entstanden durch das Sonnenbad keine oder nur ganz wenige hochaggressive »freie Radikale«.
Man kann also mehr tun – sich »braun essen« und sich so von innen her gegen die schädliche Seite der Sonne wappnen! Nicht mit Pillen, sondern durch die tägliche Nahrung. Gesunde Bräune durch Naturprodukte. Der Vorteil dabei: Man fördert von innen her zusätzlich die Bräune, braucht nicht so lange in der Sonne zu sein und stärkt damit auch noch die Immunkraft.
Deshalb der Rat für alle Sonnenhungrigen: Sie sollten in der heißen

Jahreszeit täglich Selen (enthalten in Spargel, Meeresfisch, Kokos-nuss, Weizenkeimen), Vitamin E (Milch- und Vollkornprodukte), Vitamin C (Paprikaschoten, Petersilie, Kiwis, Grapefruits), Vitamin A (Milch, Pflanzenöle, Fisch) und – das weiß man ja schon von zart gebräunter Babyhaut nach Möhrchenbrei – Betacarotin (Möhren, Spinat, Kopfsalat; das funktioniert allerdings nur in Kombination mit gesunden Fetten: Salatdressing mit Distel-, Oliven- oder Mais-keimöl oder auch ganz wenig Butter) mit der Nahrung zu sich nehmen. Außerdem: Nahrungsmittel mit einem hohen Gehalt an bräunenden Phenolsubstanzen, nämlich Feigen, Birnen und Sellerie, essen. Zitrusfrüchte, ganz besonders Grapefruits und Mandarinen, enthalten in reichem Maße das leicht braun fär-bende Bergamotteöl. Weiterhin ist es sinnvoll, eine sogenannte Sonnenvit-Kur durchzuführen und entsprechende Kapseln einzu-nehmen, die Selen, Vitamin C, E und Betacarotin enthalten.

Bitte keine Illusionen Natürlich wird man nach dem Genuss dieser Produkte nicht augenblicklich braun, sondern man muss Geduld haben. Doch klar ist: Wer die genannten Lebensmittel im Sommer regelmäßig isst, beschleunigt den Bräunungsprozess ohne schäd-liche Nebenwirkungen.

Sonne als »Super-Sprit« – auch im Winter

Gerade in den langen grauen Wintermonaten sehnen wir uns nach jedem Sonnenstrahl – und dagegen gibt es aus medizinischer und wissenschaftlicher Seite nichts einzuwenden. Allen Meldungen über die negativen Auswirkungen der Sonne in Bezug auf Haut-krebs, Allergien und vorzeitige Hautalterung zum Trotz dürfen wir im Winter jeden Sonnenstrahl genießen und auch im Sommer die Kraft der Sonne – in Maßen – voll nützen.

Denn bei aller Gefahr – die Sonne ist wichtig für uns, sie ist laut einer aktuellen Studie der Münchener Universität unser »Super-Sprit«, wir brauchen sie für unsere Lebensenergie, Leistungskraft und Gesundheit.

Das Bemerkenswerte an dem Ergebnis dieser Studie: Es ist sozusagen ein Zufallstreffer, da Thema der Studie ein ganz anderes war. Es ging um die Auswirkung der Sonneneinstrahlung auf fünfzig junge an Neurodermitis erkrankte Menschen, die für diese Studie nach Davos gereist waren, um durch die intensive Sonne in der klaren Luft der schweizerischen Berge Heilung für ihr hartnäckiges Leiden zu finden. Die betreuende Ärztin kam zu einem erstaunlichen Ergebnis: Nicht nur die Neurodermitis besserte sich, sondern auch die Fitness und die Vitalität der Patienten nahmen um fünfzig Prozent und mehr zu. Die Sauerstoffversorgung des Herzens und der gesamten Körpermuskulatur funktionierte viel besser als zuvor, die jungen Leute bekamen trotz beachtlicher sportlicher Leistungen keinen Muskelkater. Auch eine Zunahme der geistigen Vitalität war eindeutig zu beobachten.

Eine weitere Erkenntnis aus der Studie: Das was die Sonne so wertvoll macht, ist die UV-B-Strahlung, also genau jene, die auch – im Übermaß – für Sonnenbrand und Hautkrebs verantwortlich ist. In Solarien, die überwiegend das ungefährliche UV-A-Licht ausstrahlen, konnte diese positive Wirkung auf unseren Organismus nicht festgestellt werden.

Wer die Möglichkeit hat, sollte sich – speziell in sonnenarmen Zeiten im europäischen Winter – eine dreiwöchige »Kur« unter ferner Sommersonne gönnen. Wichtig dabei ist das richtige Maß, um die sonnenentwöhnte, winterblasse Haut nicht zu stressen:

Nach vier Tagen einen Tag Sonnenpause einlegen und unbedingt einen Sonnenbrand vermeiden. Eine solche Sonnenkur pusht unsere Energien und Abwehrkräfte. Und die benötigt unser Organismus natürlich gerade im Winter reichlich, um sich gegen Erkältungsviren zu wappnen.

Im Winter holt man sich die Sonne auf den Tisch

Laut Erkenntnissen von Ärzten wäre es sehr gesund, im Winter täglich fünf bis zehn Minuten in der Sonne spazieren zu gehen. Tja, der Wille ist sicher da – nur: Was tun, wenn im Winter tage-, mitunter wochenlang keine Sonne scheint? Ohne Sonneneinstrahlung kann unser Körper das lebenswichtige Vitamin D nicht bilden, das wiederum die Aufnahme von Kalzium und Phosphor in den Zähnen, Knochen und Knorpeln beeinflusst. Die Folgen von Vitamin-D-Mangel können beträchtlich sein: schwache, deformierte Knochen, Knochenerweichung, häufige Knochenbrüche und Zahnschäden. Auch gibt es viele Menschen, die das Vitamin D brauchen, um sich wohlzufühlen. Eine längere sonnenlose Zeit lässt ihre Seele leiden. Davon zeugt der rasante Anstieg von Depressionserkrankungen in der lichtarmen Jahreszeit.
Wie also kann man in sonnenlosen Zeiten Vitamin D tanken? Ganz einfach – durch die Nahrung: in Fisch und Geflügel (hier nur in kleinen Mengen), aber vor allem in Pilzen. Leider kann man wegen der steigenden Umweltbelastung Pilze aus freier Natur nicht mehr guten Gewissens in großen Mengen empfehlen, also greift man am besten auf gezüchtete Champignons aus dem Treibhaus zurück. Sie sind optimale Vitamin-D-Lieferanten und an düsteren Wintertagen ein idealer Sonnenersatz. Ernährungswissenschaftler haben

Erstaunliches herausgefunden: Bereits hundert Gramm Champignons liefern dem menschlichen Organismus so viel Vitamin D, dass damit der Bedarf für etwa zwei Tage gedeckt werden kann. Deshalb: Im Winter unbedingt vermehrt Champignons auf den Speiseplan setzen. Sie sind gesund, kalorienarm und leicht verdaulich – und auch noch lecker. Und auch noch vielseitig, denn: Für ihre Wirksamkeit als Vitamin-D-Lieferant macht es keinen Unterschied, ob sie roh oder gekocht verzehrt werden.

Besser als ihr Ruf: die Sonnenbank

Vitamin-D-Zufuhr über die Nahrung hin oder her – manchmal verlangt man einfach nach Sonne. Dieser Lichtmangel, vor allem in der dunklen Jahreszeit, drückt auf die Stimmung und die geistige Vitalität und verstärkt viele vorhandene chronische Erkrankungen. Und wenn es schon die echte Sonne nicht sein kann, dann lockt vielfach die künstliche: die Sonnenbank. Und entspannend ist so eine Auszeit auf der Sonnenbank allemal. Nun hat man ja immer die Warnungen vor der ungesunden Strahlung in Solarien im Ohr. Die Frage ist: Wie ernst muss man diese Mahnungen nehmen? Einig sind sich alle Wissenschaftler in einem Punkt: Die Überbelastung der untrainierten Haut durch plötzliche massive UV-Bestrahlung muss vermieden werden. So kann in der kalten Jahreszeit maßvolles Bräunen auf der Sonnenbank durchaus eine sinnvolle Möglichkeit sein, weiße Winterhaut auf einen Urlaub in der Sonne vorzubereiten, sie sozusagen vorzubräunen. Regelmäßige Besuche im Solarium sind nach Ansicht vieler Hautärzte ein besserer Schutz als manche Sonnenschutzmittel, zumal die heutigen Sonnenstudios über eine moderne Technik verfügen, bei der die zur schonenden Bräunung notwendigen Strahlen wohldosiert verstärkt, die für den Sonnenbrand verantwortlichen reduziert werden.

So ist die positive Wirkung des Solariums in folgenden Bereichen wissenschaftlich gesichert: Bildung von Vitamin D zur Stärkung der Immunkraft und zur Vorbeugung der gefürchteten Osteoporose, bessere Überlebenschancen nach Herzinfarkt und Bypass, Senkung erhöhten Blutdrucks, Verbesserung der körperlichen und geistigen Leistungsfähigkeit und – natürlich – optimaler Lichtschutz für die Haut.

Goldene Regeln für den Gang ins Solarium:

- Das Sonnenstudio muss von erfahrenem Personal geführt werden. Achten Sie auf das TÜV-Zertifikat für eine erfolgreiche Schulung.
- Es müssen einwandfreie hygienische Voraussetzungen herrschen.
- Beim ersten Mal ist eine individuelle Beratung notwendig. Für die Bestrahlungszeit muss der Hauttyp berücksichtigt werden. Davon hängt ab, wie lange man auf der Sonnenbank bleiben darf.
- Fragen Sie, welche Lampen Ihrem Hauttyp und Ihrer Vorbräunung entsprechen: Ob für Sie eine Standardlampe, eine schnell bräunende Standardlampe, eine Profillampe oder Hochlastlampe geeignet ist. Viele wissen gar nicht, wie viele verschiedene Bestrahlungslampen es gibt.
- Wichtig: die für Sie vorgegebenen Besonnungszeiten unbedingt einhalten, damit man die künstliche Sonne ohne Bedenken genießen kann.
- Wenn Sie ein Medikament einnehmen müssen, fragen Sie den Arzt, ob Sie auf die Sonnenbank dürfen.
- Niemals ohne Augenschutz unters Solarium gehen, dafür aber alle Schmuckstücke ablegen.
- Machen Sie ein- bis zweimal im Jahr eine Solariumpause von etwa vier Wochen.

Bei Lichtmangel Wenn es draußen trüb und trist ist, schlägt das bei vielen Menschen speziell im Winter aufs Gemüt und auf die Seele. Abhilfe schaffen kann da eine einfache Glühbirne mit sechzig Watt: Schauen Sie eine Minute in eine drei Meter entfernte, brennende Birne. Dann löschen Sie das Licht und schauen ins Dunkel. Beobachten Sie das Bild, das vor Ihren Augen entsteht, bis es verschwindet.

Urlaubszeit – Reisezeit?

Spätestens wenn es auf die großen Ferien zugeht, werden die meisten Menschen ganz kribbelig. Die Vorfreude, das Reisefieber haben sie gepackt, und manch einer kann es kaum erwarten, dass es endlich losgeht. Das Meer, die Berge, fremde Städte oder ein schöner Aktivurlaub locken. Doch was viele nicht bedenken: Oft sind an den Urlaub so hohe Erwartungen geknüpft, dass es schwierig wird, ihnen gerecht zu werden. Und was dann als schönste Zeit des Jahres geplant war, endet in Enttäuschung. Eine Statistik der Weltgesundheitsorganisation WHO, nach der sich nur zweiundvierzig Prozent aller Sommerurlauber wirklich körperlich, seelisch und nervlich erholen, stimmt nachdenklich. Die Erkenntnis von Ärzten und Psychologen zu diesem Phänomen: Die meisten von uns haben zum Start in die Ferien und dann während der Ferien negativen Stress, wenn auch auf eine andere Art als im Beruf und Privatleben daheim. Aber immerhin: Stress ist Stress und der belastet nunmal. Das Problem, das sich oft erst im Urlaub zeigt, ist folgendes: Viele von uns haben die Kunst verlernt, sich richtig zu erholen.

Stressfrei in den Urlaub

Dabei ist es gar nicht so schwer, dass der Urlaub wirklich gelingt – man muss nur einige Regeln beachten. Und das geht bereits vor dem Start in den Urlaub los.

- Man sollte Urlaubsziel und Art des Urlaubs mit Bedacht aussuchen und sich vorher genau erkundigen, ob die Gegebenheiten genau den eigenen Vorstellungen von Ruhe und Erholung entsprechen. Fahren Sie nirgends hin, nur weil Freunde oder Bekannte dahin reisen.

- Wichtig ist auch die Art der An- und Abreise. Planen Sie sie so, wie sie Ihren Vorstellungen entspricht. Einer fährt lieber Auto, für den anderen ist das der pure Stress. Einer liebt Fliegen, für den anderen ist das die Hölle. Auto, Schiff, Bahn, Flugzeug: Überlegen Sie genau, wie Sie reisen wollen.

- Wenn Sie kein Abenteurer sind: Verreisen Sie nicht auf gut Glück, d. h. ohne vorherige Buchung Ihrer Unterkunft am Zielort. Am Urlaubsort ohne Dach über dem Kopf dazustehen oder mit einem Notquartier, das nicht wirklich gefällt, vorliebnehmen zu müssen, verursacht nur Stress.

- Viele vergessen: Urlaub macht nur Spaß, wenn man gesund ist. Doch gerade in südlichen Ländern drohen Infektionen. Deshalb: sich vor dem Urlaub informieren, welche Impfungen und gesundheitlichen Vorsorgemaßnahmen am Urlaubsziel beachtet werden müssen.

- Ganz wichtig: die Reiseapotheke, die man am besten gemeinsam mit dem Apotheker zusammenstellt. Und für chronisch Kranke gilt: die entsprechenden Medikamente in ausreichender Menge mitnehmen. Unter Umständen kann es sehr schwierig bis unmöglich sein, in einem fremden Land die erforderlichen Medikamente zu bekommen. Und Stress und vermutlich auch große Kosten bedeutet es allemal.

- Vor der Reise in Ruhe regeln, wer sich um die Wohnung, die Post, die Blumen oder die Haustiere kümmert.
- Auch die Auswahl der Koffer ist wichtig: Sie sollten nicht zu klein sein. Ideal: mit Handgriff und Rädern, das erspart schweißtreibendes Schleppen. Und man erspart sich viel lästiges Suchen und Wühlen, wenn man sich angewöhnt, die Koffer immer nach dem gleichen System zu packen.
- Auf Reisen – gerade beim Fliegen keine Seltenheit – können Koffer und Reisetaschen verloren gehen. Oder sie kommen später an. Daher gibt's weniger Stress, wenn Sie die wichtigsten Dinge im Handgepäck bei sich haben, damit Sie notfalls die ersten paar Tage überstehen, ohne sich diese Zeit komplett zu verderben.
- Dazu gehört auch Kleingeld – also Münzen – in der Landeswährung. Es ist sehr unangenehm, wenn man telefonieren muss oder Trinkgeld geben will und man hat nichts dabei.
- Rechnen Sie damit, dass dort, wo Sie hinreisen, auch schlechtes Wetter sein kann. Planen Sie ein Notprogramm, damit Sie nicht frustriert und gelangweilt auf dem Zimmer herumhängen.
- Viele, die mit dem Auto reisen, fahren gern nachts, doch das ist inzwischen keine Garantie für leere Straßen mehr. Und nachts ist die Stressanfälligkeit für den Organismus größer. Das bedeutet auch verstärkte Unfallgefahr.
- Gift ist es, mit Hektik – das bedeutet: bis zum letzten Tag arbeiten und dann gleich vom Arbeitsplatz weg – in den Urlaub zu starten. Besser ist es, den ersten Urlaubstag zu Hause zu verbringen und alles in Ruhe vorzubereiten. Ein sanfter, stressfreier Ferienbeginn ist schon ein guter Teil Ihrer Erholung. Ganz unangenehm ist übrigens die überstürzte Umstellung »auf Urlaub« für Kinder.

- Planen Sie die Abfahrt so, dass Sie rechtzeitig am Bahnhof, am Flughafen oder Hafen ankommen. Andernfalls startet man gehetzt und nervös in die Ferien. Die mögliche Folge: Sie sind dann die ersten Tage krank.
- Gerade die ersten Tage am Urlaubsziel absolut ruhig angehen: länger schlafen, gemütlich frühstücken, ruhig Zeit vertrödeln, ausruhen – nur so können Sie vom Alltag aussteigen. Fallen Sie nicht nahtlos vom Berufsstress in den Freizeitstress, eine harmonische Ausgewogenheit zwischen Ausruhen und Erleben in den Ferien ist wichtig. In den ersten drei Tagen ist das Immunsystem durch die Veränderung von Umgebung und Klima sehr geschwächt. Viren und Bakterien haben leichtes Spiel. Positive Erlebnisse stärken das Immunsystem.
- Natürlich ist auch die beste Planung keine Garantie für einen stressfreien Urlaub. Daher ist es ratsam, auf die Reise entsprechende Medikamente auf Naturbasis mitzunehmen – dazu gehören der Mineralstoff Magnesium, die B-Vitamine sowie die Wirkstoffe der Arzneipflanzen Johanniskraut, Melisse und Baldrian zur Beruhigung, falls nicht alles nach Wunsch verläuft.
- Ganz wichtig: Machen Sie nur mit Menschen Urlaub, mit denen Sie sich gut verstehen. Streit schafft enormen Stress und kann die Ferien zur Katastrophe werden lassen.

Nervenstärkender Cocktail Nach den Ferien fällt die Rückkehr in den stressigen Berufsalltag oft doppelt schwer und man fühlt sich leicht überfordert. Stärken Sie Ihre Nerven mit einem Cocktail, der viel Magnesium und B-Vitamine liefert: Das Fruchtfleisch einer halben Papaya und einer Banane wird im Mixer mit 250 ml Molke und 125 ml Kokosmilch püriert. Langsam trinken. Nicht zu kalt genießen.

Urlaub auf Balkonien

Klar – in ihren Ferien verreisen die meisten Menschen wohl am liebsten – die tollsten Reiseziele locken. So sind viele Ferienziele im Ausland, meist im sonnigen Süden, für die Sommermonate bis in den Herbst hinein ausgebucht. Doch nicht immer kann man sich diesen Wunsch erfüllen, mal mag es am Geld hapern, mal an der Zeit, vielleicht spielen auch die Gesundheit oder eine besondere familiäre Situation eine Rolle. Auch in Zeiten internationalen Terrors und steigender Kriminalität kann einem die Lust auf den Urlaub im Ausland schon einmal vergehen. Doch nicht verzagen: Die schönste Zeit des Jahres muss keine verlorene Zeit sein, auch wenn man sie zu Hause verbringt. Es gibt so tolle Möglichkeiten – Ausflüge in die Umgebung, Schwimmbadbesuche, den eigenen Garten oder den eigenen Balkon. Trösten Sie sich damit, dass Sie wenigstens nicht stundenlang am Strand für ein Eis anstehen oder im Restaurant nicht endlos warten müssen, bis Sie bedient werden. Und noch ein Trost: Billiger als eine Reise ist so ein Urlaub zu Hause allemal.

Unbestritten ist allerdings: Es kann schwierig sein, sich zu Hause wirklich zu erholen, denn die Alltagspflichten wie Putzen, Einkaufen und Kochen bleiben ja auch während des Urlaubs bestehen. Aber Freizeitexperten und Psychologen sind der Meinung, dass man sich auch zu Hause durchaus erholen kann – wenn man lernt, mit den Ferien in den eigenen vier Wänden richtig umzugehen.

- Urlaub zu Hause: Das ist endlich die Gelegenheit, Dinge zu tun, die Sie am liebsten in Ihrer vertrauten Umgebung tun, zu denen Sie aber das ganze Jahr über keine Zeit haben: lesen, malen, einen Einkaufsbummel machen, einen neuen Fahrradweg in nächster

Nähe ausprobieren, ins Kino gehen, Restaurants in der Umgebung testen, einen Ausflug an einen Badesee oder in ein tolles Freizeitbad in der Nähe machen.

- Ganz wichtig, damit der Urlaub zu Hause ein Erfolg wird: Lassen Sie sich nicht vom Alltag einholen … die Wohnung kann auch nach dem Urlaub gründlich geputzt werden. Das Telefon kann ruhig klingeln, die Post ungeöffnet bleiben. Unternehmen Sie stattdessen lieber Ausflüge, Wanderungen oder Radtouren. Gehen Sie ins Schwimmbad, in den Zoo. Fahren Sie vielleicht zwei, drei Tage in die nähere Umgebung, etwas, wozu Sie sonst nie die Zeit haben.
- Wenn das Wetter mitspielt: Verwandeln Sie den Balkon, die Terrasse oder den Garten in eine Urlaubs-Oase mit Liegestuhl, Sonnenschirm, einem Eimer Wasser für die Füße, wenn es zu heiß wird, einem erfrischenden Getränk. Kaufen Sie sich ein paar neue CDs mit Ihrer Lieblingsmusik und frönen Sie dem süßen Nichtstun.
- Nutzen Sie vielleicht auch die Zeit für eine kleine Aufbaukur – mit Vitaminen, Spurenelementen und Mineralstoffen.

Keine Angst vorm Faulenzen Neueste Studien der deutschen Gesellschaft für Gehirntraining haben ergeben: Drei Wochen Urlaub mit richtigem Faulenzen lassen den Intelligenzquotienten um erschreckende zwanzig Punkte absinken. Doch keine Sorge: Das Gehirn ist einem Muskel vergleichbar, den man trainieren kann. Merkt man nach dem Urlaub, dass man beispielsweise Namen und Telefonnummern vergisst, sollte man sein Gehirn wieder fit machen: bewusst im Kopf rechnen, Gedichte lernen, ohne Einkaufszettel in den Supermarkt gehen, eine Fremdsprache lernen oder Erlerntes auffrischen.

- Machen Sie sich klar: Sie dürfen jetzt Ihre wohlverdiente Ferienruhe genießen, das »kleine Glück« der Freizeit zu Hause.
- Ideal für den Urlaub zu Hause: Morgens ein kräftiges Frühstück mit Müsli, Gemüse, Obst, Vollkornbrot, Milchprodukten. Mittags ein Picknick. Abends: Essen im Restaurant. So hat man wenig Arbeit, bleibt fit – und schmecken tut es auch!

Der eigene Garten: ein Mini-Paradies

Kaum jemand wird sich über einen schönen Sommer so freuen wie die Gartenbesitzer – sie haben ihr Paradies ja schließlich vor der Haustür. Egal, ob sie dort im Liegestuhl ruhen oder im Garten arbeiten, der Garten bedeutet für sie ein »kleines Glück«. Und mehr noch – sie tun damit viel für ihre Gesundheit, denn gerade die Gartenarbeit wird von vielen Ärzten und Psychologen als Wundermittel für Körper und Seele empfohlen.

Allerdings sollte man einige Regeln beachten, um Überanstrengung und Unfälle, wie sie leider bei der Gartenarbeit immer wieder vorkommen, zu vermeiden:

- Ganz wichtig: auf die richtige Haltung achten, den Rücken nicht überfordern. Die beste Lösung: Verwenden Sie Gartengeräte mit langen Stielen, sodass Sie sich aufrechthalten können.
- Feste Schuhe mit Kunststoffsohlen anziehen, um die Füße vor eventuellen Verletzungen durch Gartengeräte zu schützen – gilt natürlich besonders fürs Rasenmähen.
- Wofür gibt es Schubkarren? So müssen Sie Säcke mit Düngemittel, Blumenerde etc. nicht tragen. Und wenn Sie etwas heben, dann tun Sie das nur senkrecht aus der Hocke, auf keinen Fall einfach bücken. Das ist Gift für den Rücken.

- Wer lange nicht mehr seine Leiter bestiegen hat: bitte vor Gebrauch überprüfen, ob man sie gefahrlos benutzen kann, ob die Sprossen noch trittfest sind.
- Am Rasenmäher nur bei ausgeschaltetem Motor arbeiten. Und wenn Sie während des Mähens Benzin und Öl nachfüllen müssen, dann lassen Sie das Gerät zuerst abkühlen, damit sich der Brennstoff nicht entzünden kann.
- Wenn Sie elektrische Gartengeräte reinigen, ziehen Sie zuvor den Stecker aus der Steckdose.
- Ganz wichtig: Nicht ununterbrochen im Garten arbeiten. Es muss auch Zeit bleiben, den Garten zu genießen, denn sonst artet es in Stress aus.

Grillparty: ein gesunder Genuss

Etwas gehört zum deutschen Sommer wie der Eiffelturm zu Paris: das Grillen, eines der beliebtesten Sommervergnügen der Deutschen. Es macht aber auch einfach Spaß. Einen schönen Sommertag mit einem gemütlichen Grillabend im Garten, auf der Terrasse oder dem Balkon ausklingen lassen … das perfekte »kleine Glück«.

Allerdings sollte man einige Regeln beachten, damit das Vergnügen nicht gesundheitsschädlich wird:

- Rauch und Ruß, die von den glühenden Holzkohlen aufsteigen, enthalten große Mengen an krebserregenden Stoffen – polyzyklische, aromatische Kohlenwasserstoffe, beispielsweise Benzpyren. Benzpyren entsteht, wenn Fett vom Rost in die Glut tropft. Die Gifte steigen mit dem Rauch auf und gelangen ins Fleisch. Das kann man verhindern, indem man auf entsprechenden

Abstand zwischen Glut und Grillgut achtet und starke Rauchent-
wicklung vermeidet. Das Fleisch sollte man erst auf den Rost legen,
wenn die Glut mit weißer Asche überzogen ist. Ideal: ein Grill, bei
dem sich die Glut nicht unter dem Grillgut befindet, sondern seit-
lich davon.

- Nur mageres, hochwertiges Fleisch verwenden.
- Als Beilage empfehlen sich Möhren und Paprikaschoten, Salate
  sollten mit Weizenkeimöl angemacht werden. Die reichlich enthal-
  tenen Vitamine A, C und E verringern die schädliche Wirkung des
  Grillguts.
- Das Fleisch vor dem Grillen mit Oregano oder Salbei einreiben.
  Damit werden die Röststoffe, die beim Grillen an der Fleischober-
  fläche entstehen, neutralisiert und entschärft.

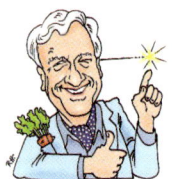

Gut zu wissen Niemals gepökeltes Fleisch, Wurst
oder Räucherspeck grillen. Sie sind mit Nitrat-
salzen hergestellt, die durchs Grillen und beim
Essen in Nitrosamine umgewandelt werden. Und
diese wiederum erhöhen das Krebsrisiko. Ein guter
Tipp: Diese Umwandlung kann man verhindern, wenn man zum
Gegrillten rohe Tomaten oder eine Wassermelone isst – der hierin
enthaltene rote Farbstoff Lycopen ist die Geheimwaffe.

Gesunde Kost für heiße Sommertage

Auch unsere Ernährung sollte den sommerlichen Temperaturen
angepasst werden, damit wir unseren Organismus dabei unterstützen, die für ihn anstrengenden klimatischen Bedingungen zu
meistern. Das ist gar nicht schwer, wenn man ein paar Ratschläge
beherzigt.

In der schönen Jahreszeit kann unser Körper Vitamine, Mineralstoffe und Spurenelemente besonders gut aus Naturprodukten
aufnehmen. Was liegt da näher als die Erntezeit zu nutzen und
möglichst oft zum reifen, heimischen Obst und Gemüse zu
greifen?

Das heißt jetzt aber nicht, dass wir ausschließlich frisches Obst und
rohes Gemüse essen müssen. Im Gegenteil: Die Sommerkost sollte
ausgewogen und vielfältig sein. Ideal: eine Ernährung, wie sie im
Mittelmeerraum üblich ist. Leicht und gesund. Eine Studie am Ins-
titut für Sozialmedizin an der Universität Wien hat ergeben: In den
Mittelmeerländern ist die Zahl der Herz-Kreislauf-Erkrankungen
viel geringer als bei uns, die Menschen dort haben eine höhere
Lebenserwartung.

Die wichtigsten Prinzipien der Mittelmeerküche:

- Als Vorspeise knackige Salate aus rohem Gemüse, angerichtet mit
  hochwertigem kaltgepresstem Olivenöl. Dieses besteht aus siebzig
  Prozent ungesättigten Fettsäuren und senkt das schädliche LDL-
  Cholesterin.
- Wenig mageres Fleisch, dafür mehr Meeresfisch. Die Omega-3-Fett-
  säuren im Fisch beugen der frühzeitigen Adernverkalkung vor.
- Nudeln. Sie geben Energie, machen nur dann dick, wenn sie
  mit fettem Fleisch oder üppigen Soßen gegessen werden. Ein
  gesundes Beispiel, das garantiert nicht dick macht: Spaghetti mit
  Olivenöl und Knoblauch.
- Zum Dessert: frische Früchte oder Fruchtsalat aus Äpfeln, Kiwis,
  Birnen, Trauben, Papayas.
  Wichtig speziell an heißen Sommertagen: fünf kleine Mahlzeiten
  statt drei große zu sich nehmen. Das belastet den Organismus
  weniger.

Früher aß man im Sommer gerne – der längeren Haltbarkeit wegen – geräucherte oder gepökelte Lebensmittel, vor allem Wurst und Räucherspeck. Das machen heute noch viele. Aber: Beim Räuchern und Pökeln werden Nitratsalze eingesetzt, die im Organismus bei der Verdauung in krebserregende Nitrosamine umgewandelt werden. Hier gilt das, was schon beim Thema Grillen gesagt wurde: Man muss deshalb nicht auf Räucherspeck und Wurst verzichten, sollte aber hinterher rohe Tomaten oder ein großes Stück Wassermelone essen, sozusagen als Gegenmittel. Beides enthält den Pflanzenfarbstoff Lycopen, der die Umwandlung von Nitraten und Nitriten in Nitrosamine verhindern kann. Das tun übrigens auch rohe Paprikaschoten mit ihrem Wirkstoff Phenolsäure.

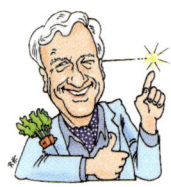

Gut zu wissen Grundsätzlich sollten wir an Sommertagen – speziell zur Erntezeit – täglich je ein halbes Kilo Obst und Gemüse essen, und zwar in den Farben Rot, Grün, Gelb und Orange. Mit dieser Mischung nimmt man 1,5 Gramm heilsame Pflanzenfarbstoffe auf, insgesamt etwa fünftausend verschiedene Substanzen. Die Vorteile liegen auf der Hand: Diese Ernährung ist gesund, lecker, macht schlank und belastet – zumindest wenn man auf Obst und Gemüse aus heimischem Anbau zurückgreift – den Geldbeutel nicht.

Durst »wegessen« Ganz wichtig an heißen und schwülen Tagen: ausreichend trinken, am besten Wasser oder ungesüßte Kräutertees. Man kann den Durst allerdings auch »wegessen«, mit Gemüse und Obst, das besonders viel Wasser enthält, beispielsweise Melonen, Salatgurken, Trauben und reifen Tomaten.

Die besten Durstlöscher für heiße Tage

Unerlässlich an heißen Tagen: Ausreichend trinken. Wir sollten – dem Kreislauf, der Haut, den Nieren und der Haut zuliebe – bei extrem hohen Temperaturen täglich bis zu drei Liter Flüssigkeit zu uns nehmen. Aber bitte: Jetzt nicht gleich losrennen und sich eine köstliche, eiskalte Cola genehmigen. Es ist wichtig, WAS man trinkt, da kann man gerade im Sommer viel falsch machen.

- Vor allem bei jungen Leuten ist der Eistee beliebt. Der allerdings ist nun alles andere als gesund, da er aus Schwarztee gemacht wird. Und der treibt enorm, d.h. er entzieht dem Körper Flüssigkeit statt sie ihm zuzuführen. Wer einen Liter Eistee trinkt, verliert dafür zwei Liter Flüssigkeit – ganz schlecht für die Nieren. Das Gleiche gilt auch für lauwarmen Schwarztee und für Bohnenkaffee. Außerdem enthält Eistee Koffein. Und dass das nicht gesund ist, ist ja schließlich kein Geheimnis, es macht überaktiv und hindert abends am Einschlafen. Und noch ein Nachteil: Eistee ist viel zu süß. Die Folge: Man bekommt danach noch mehr Durst.
- Schade für die Deutschen als Weltmeister im Biertrinken – aber sicher keine Überraschung: Auch Bier ist kein idealer Durstlöscher. Der Alkohol hat viele Kalorien und macht müde.
- Viel zu süß sind die meisten Cola- und Limogetränke. Wer darauf nicht verzichten möchte, sollte zu Light-Versionen greifen.

Wenn Sie sich jetzt fragen, was Sie denn trinken können, hier die gesunden und wirkungsvollen Durstlöscher für heiße Tage:

- Ideal ist pures Wasser aus der Leitung. Es ist sozusagen der Klassiker unter den Durstlöschern. Es hat keine Kalorien, kostet wenig. Geben Sie ein paar Tropfen Zitronensaft hinein, denn das darin enthaltene Vitamin C verhindert, dass etwaige Nitrite im Wasser in krebserregende Nitrosamine umgewandelt werden. In Städten mit schlechter Wasserqualität sollte man allerdings besser aufs Leitungswasser verzichten.

- Wer sich mit Mineralstoffen und Spurenelementen versorgen möchte, der greift am besten zu einem der vielen angebotenen Mineralwässer. Es hat ebenfalls keine Kalorien. An heißen Tagen ist stilles Mineralwasser – also kohlensäurearmes – besser. Zu viel Kohlensäure kann zu Blähungen und zu vermehrtem Rülpsen führen.

- Sehr wirksam gegen Hitze und Durst sind lauwarme Kräutertees, wie man sie ja auch im arabischen Raum trinkt: Pfefferminztee, Hibiskusblütentee, Melissentee. Und bitte: Ungesüßt genießen! Man kann getrocknete Teekräuter oder auch frische Kräuter verwenden.

  Hier das Rezept für den Pfefferminztee: Frische Pfefferminzblätter waschen und klein hacken. Pro Tasse einen gehäuften Teelöffel voll in die Kanne geben, heißes Wasser aufgießen, bis drei zählen und das Wasser sofort wieder abgießen. Dann nochmals heißes Wasser aufgießen. Jetzt zwei Minuten ziehen lassen. Der Tee ist dann nicht so bitter und stillt ganz besonders gut den Durst.

- Ein besonders effektiver Durstlöscher ist die Apfelschorle: Apfelsaft und Mineralwasser in einer Mischung eins zu eins. Die Mineralstoffe und Spurenelemente aus dem Apfelsaft und aus dem Mineralwasser werden vom Organismus rasch aufgenommen und verarbeitet und bilden so einen schnellen Ersatz für alle lebenswichtigen Stoffe, die wir an heißen Tagen übers Schwitzen verloren haben.

Lauwarme Durstlöscher Ein wichtiger Hinweis: Richtige Durstlöscher sollten an heißen Tagen immer lauwarm und niemals eiskalt sein. Sonst wird einem danach erst recht wieder heiß.

Gesund und schlank durch die Energie der Sonne

Wer hätte das gedacht? Neueste ernährungswissenschaftliche For-
schungen haben ergeben: Man kann die Energie der Sonne buch-
stäblich essen und damit sogar Übergewicht abbauen. Wie das?
Um das Prinzip zu verdeutlichen, ein Vergleich mit Sonnenkol-
lektoren: Sie speichern Sonne und wandeln sie in Energie um.
Genauso ist es auch bei Blättern von Pflanzen sowie bei Gemüse,
Obst und Getreide.
Schon 1903 war sich der Schweizer Ernährungsforscher und Arzt
Dr. Bircher-Benner (ja, genau, der Erfinder des Müslis) dieser
Energie bewusst. Und diese Energie können wir uns zunutze
machen, indem wir diese Lebensmittel möglichst erntefrisch verzehren. Untersuchungen in den USA haben ergeben, dass Obst,
Gemüse und Getreide, die intensiver Sonnenbestrahlung ausgesetzt waren, dem menschlichen Organismus viel mehr lebenswichtige Substanzen liefern als jene Lebensmittel, die mit wenig Sonne
auskommen mussten. Durch die Sonneneinstrahlung sind in ihnen
mehr Vitamine, Mineralstoffe, Spurenelemente und Enzyme aktiviert. Daher ist es sinnvoll, aus der Region stammendes Obst und
Gemüse nach der Ernte nicht zu kühlen, sondern unmittelbar oder
möglichst bald »sonnenwarm« zu genießen. Beim Getreide ist
das nicht so wichtig, denn es kann die Sonnen- und Lichtenergie
bei richtiger Lagerung lange speichern. Der hohe Ballaststoff-
gehalt in diesem »sonnenwarmen« Obst und Gemüse führt zu
einem schnelleren Sättigungsgefühl – eine gute Möglichkeit zum
Schlankwerden und Schlankbleiben. Ebenfalls in den USA wurde
herausgefunden, dass Sonnen- und Lichtenergie in der Nahrung
spezielle Informationen an unsere Körperzellen weitergeben,
sodass der Organismus diese Lebensmittel besser verwerten kann.

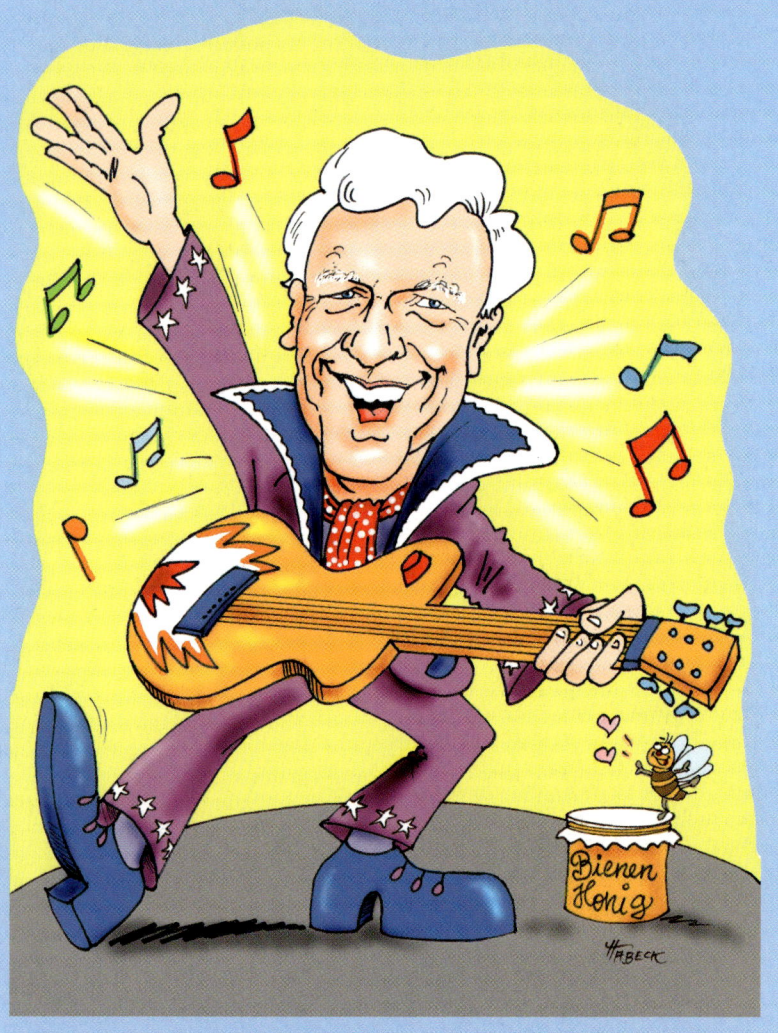

Bloß kein Trübsal blasen

Peter hat das Glück verlassen. Frau und Freundin sind weg. Die Schulden sind groß. Er klettert in seinem Trübsal auf den Fernsehturm, will sich hinabstürzen. Da steht eine hässliche, alte Frau neben ihm: »Aber, wer wird denn so eine Dummheit begehen? Du bist ein wunderschöner, junger Mann mit einem herrlichen Körper. Ich bin eine Fee. Wenn du heute Nacht mit mir kommst, erfülle ich dir morgen drei Wünsche!« Gesagt, getan. Am nächsten Morgen ist Peter schon ganz aufgeregt, weil er sich jetzt etwas wünschen darf. Da fragt ihn die Frau: »Wie alt bist du eigentlich?« Er antwortet: »Vierzig Jahre!« Darauf lächelt die hässliche Alte: »Igitt, und da glaubst du noch an Feen?«

Trübsal bläst auch die rundliche Frau Huber. Sie ruft ihren spindeldürren Mann ins Badezimmer: »Ich bin verzweifelt. Ich hab' schon wieder drei Kilo zugenommen.« Herr Huber weiß Rat: »Das stimmt ja gar nicht: Erstens sitzt auf der Waage eine Fliege. Zweitens hast du noch deine Armbanduhr um. Und drittens steige ich jetzt zu dir auf die Waage. Dann halbieren wir, und schon hast du dein Idealgewicht.«

Dem ist nichts hinzuzufügen, außer dies: Auch im wirklichen Leben sollte man positiv denken und immer das halb volle, nie das halb leere Glas sehen …

Think positive

Es ist erwiesen: Menschen mit einer positiven, bejahenden Grundstimmung sind mit ihrem Leben zufriedener als die Pessimisten, die ewigen Schwarzseher. Klar, keiner von uns hat sich sein Naturell selbst ausgesucht. Aber dennoch – es ist keine Zauberei, das Leben mit ein wenig mehr Optimismus anzugehen. Dazu gehört nicht viel, ein wenig guter Wille, etwas Bewegung, Musik, eine gesunde Ernährung, das richtige Maß an Aktivität und Entspannung – und Sie werden sehen, dass Sie alles viel positiver sehen.

Positiv denken Mit positivem Denken kommt man besser durchs Leben. Eine aktuelle Studie der amerikanischen Harvard Universität hat ergeben: Die seelische Stimmung eines Menschen ist für seine Gesundheit so wichtig wie seine Gene. Menschen mit guter Laune haben eine höhere Lebenserwartung. Pessimisten sind öfter krank, leiden viel häufiger an Bluthochdruck und altern schneller.

Lachen ist gesund

Vor Jahren stellte der damalige Chefarzt der Schwarzwald-Privatklinik Obertal, Dr. Hermann Geesing, erstmals sein Immuntraining vor. Ein wesentlicher Punkt in dem Gesundheitsprogramm: einmal am Tag herzhaft lachen. Damals mögen das viele als Witz ange-

sehen haben, doch inzwischen sind namhafte Ärzte, Psychologen und Psychiater überzeugt: Lachen stärkt das Immunsystem.
Die Fakten zur Heilkraft des Lachens:

- Lachen ist ein ideales Muskeltraining, denn es mobilisiert rund achtzig Muskeln, angefangen vom Gesicht bis zum Unterleib. Dadurch werden auch Herz und Kreislauf aktiviert. Klingt unglaublich: Lachen kann sogar ein Ersatz für mangelnde tägliche Bewegung sein.
- Lachen aktiviert im Gehirn die Bildung von sogenannten Katecholaminen, anregende Hormone, die den Körper vielfältig schützen. Sie bekämpfen Aggressionen ebenso wie Entzündungen und erhöhen die Produktion von Endorphinen, körpereigenes Morphin, welches auf natürliche Weise Schmerzen bekämpft.
- Lachen stärkt das Immunsystem. Beim Lachen werden im Organismus biochemische Vorgänge ausgelöst, welche die Stresshormone bremsen und die Bildung von Glückshormonen fördern. Und die stärken bekanntlich das Immunsystem.
- Auch für unsere Atemtechnik ist Lachen wichtig: Die Bronchien werden gestärkt, weil wir beim Lachen intensiver atmen und verstärkt Sauerstoff aufnehmen. Dadurch werden gleichzeitig Magen und Darm besser durchblutet. Eine Studie an der Harvard Universität, bei der acht Jahre lang die Atemwege von sechshundertsiebzig Männern im Durchschnittsalter von sechzig Jahren untersucht worden sind, hat ergeben, dass die besten Lungenwerte jene Männer hatten, die am meisten lachten und optimistisch durchs Leben gingen.
- Lachen verbessert die Leberfunktionen, steigert damit auch die Leistungsfähigkeit.
- Lachen hilft bei Schlafschwierigkeiten, stärkt die Nerven und hilft Stress abzubauen.

- Lachen entspannt: Wer an schmerzhaften Verspannungen im Nacken und an den Schultern leidet, geht vielleicht ins Fitnessstudio, um die entsprechenden Muskeln zu trainieren oder um ein Entspannungstraining zu machen. Studien an der Universität München haben bewiesen: Wer eine Minute herzhaft lacht, spart fünfundvierzig Minuten Entspannungsübungen. Das ist doch einmal eine gute Nachricht, denn es spart Zeit und Geld – und macht auch noch Spaß.
- Durch Lachen wird das vegetative Nervensystem saniert, Migräne kann geheilt werden.

Lächeln Sie Schon ein Lächeln wirkt Wunder: Wenn Sie heute im Laufe des Tages einem Menschen begegnen, der Ihnen sympathisch ist, dann lächeln Sie ihm zu und sagen Sie ihm dabei etwas Nettes. Das hat einen dreifachen Erfolg: Ihr Gegenüber freut sich über die nette Aufmerksamkeit und fühlt sich wohl. Und auch Sie selbst erleben, dass Sie sich danach viel selbstsicherer fühlen und besser gelaunt sind. Und für Ihren Körper bedeutet das: Der Kreislauf kommt so richtig in Schwung, das Immunsystem wird stimuliert.

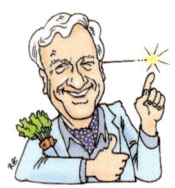

Übrigens Schon mal etwas vom Humorquotient gehört? Am Max-Planck-Institut in München errechnet man analog zum Intelligenzquotienten eines Menschen auch dessen HQ, den Humorquotienten. Je höher dieser ist, desto besser ist das für die körperliche und seelische Gesundheit. Also: Gehen Sie humorvoll durchs Leben. Nehmen Sie nicht alles so tierisch ernst. Genießen Sie lustige Situationen. Das ist wichtig für Ihre Gesundheit, sowohl für die körperliche als auch für die seelische.

Sport ist ... kein Mord!

Im Gegenteil! Ärzte der Medizinischen Hochschule in Hannover haben nachgewiesen: Sport und Bewegung sind eine ideale Therapie gegen depressive Verstimmungen. Wer Sport treibt, kommt auf andere Gedanken, kann seine Sorgen hinter sich lassen und baut im Gehirn in kürzester Zeit jede Menge Glückshormone auf. Ideale Sportarten gegen Depressionen sind Laufen, Nordic Walking, Radfahren, Wandern.

Schwimmen macht schlank Besonders gesund: Schwimmen. Dabei werden fast alle Muskeln des Körpers aktiviert und das Bindegewebe wird gestrafft. Selbst Zellulitis wird deutlich gebessert. Außerdem fördert Schwimmen die Fettverbrennung in den Zellen: Nach einer Stunde Schwimmen hat man sechshundert Kilokalorien verbrannt. Und: Schwimmen sorgt für gute Laune, denn durch die Schwerelosigkeit im Wasser fühlt man sich leicht und frei, man kann seine Sorgen einfach hinter sich lassen.

Ja, wir sind mit dem Radl da Solange das Wetter es zulässt, sollten wir uns aufs Fahrrad schwingen und in die Pedale treten. Radfahren stärkt das Herz, fördert die Durchblutung, trainiert die Atemwege,

Mit Musik geht's besser Ärzte einer schwedischen Reha-Klinik haben nachgewiesen: Kniebeugen, Liegestütz, Radfahren in Rückenlage und vieles mehr – das alles geht mit Musik besser. Die Musik reißt mit, verleiht den nötigen Schwung. Außerdem steigert man damit auch die geistige Fitness. Gymnastik mit Musik macht also nicht nur fit, sondern auch klug.

fördert die Sauerstoffaufnahme, treibt verbrauchte Luft schneller aus den Lungen. Man fühlt sich wohl, weil beim Radfahren noch mehr Glückshormone produziert werden als beim Laufen.

Gesunder Wanderspaß Das tut der Seele richtig gut: irgendwo am Waldesrand oder in einer Wiese sitzen und die Seele baumeln lassen. Und dieses »kleine Glück« ist nun wirklich einfach zu verwirklichen – gönnen Sie sich am Wochenende, sobald es das Wetter zulässt, eine schöne Wanderung. Das ist Medizin für Körper und Seele. Damit dies zu einem wirklichen Wohlfühl-Erlebnis wird, hier einige Tipps:

- Häufige Pausen sind wichtig, damit man die Stille von Wald und Wiese, den Gesang der Vögel, das Zirpen der Grillen etc. auf sich einwirken lassen kann. Das gibt neue Kraft für den Alltag.
- Wandern ist ein gutes Training für den ganzen Körper, vor allem für die Beine. Die Muskulatur der Beine wird sanft und gleichmäßig durchblutet und elastisch gehalten.
- Wenn man kräftig ausschreitet, spürt man dies im Gesäß. Wandern fördert also auch die Becken-, Gesäß- und Bauchmuskulatur. Das hat noch einen schönen Nebeneffekt: Die Verdauung wird angeregt.
- Durch den ständigen Bodenkontakt des Fußes werden die Fußsohlen massiert – die beste Fußreflexzonenmassage. So werden Muskeln, Wirbelsäule und die inneren Organe positiv beeinflusst.
- Auch Bänder, Gelenke und Sehnen werden schonend gestärkt.
- Wandern ist gut für den gesamten Organismus: Es stärkt den Kreislauf, fördert die Sauerstoffaufnahme, aktiviert Lunge und Herz, baut Stress ab, fördert den Schlaf und die allgemeine Konstitution.
- Laut einer Langzeitstudie der amerikanischen Herz-Gesellschaft an rund neunzigtausend Menschen kann man mit einem dreistün-

digen zügigen Marsch pro Woche das Risiko, einen Schlaganfall oder Herzinfarkt zu erleiden, um mehr als vierzig Prozent senken.

- Wandern senkt auch das Risiko, an Alzheimer sowie anderen Formen geistiger Demenz zu erkranken, um vierzig Prozent. Es fördert die Durchblutung des Gehirns und aktiviert Hormone, die neue Nerven und Gehirnzellen produzieren. Außerdem wird die Bildung jener Eiweißstoffe gebremst, die das Gehirn von Alzheimerpatienten blockieren.

Mückenplage Damit der Ausflug in die Natur nicht durch lästige Insekten beeinträchtigt wird, sollte man sich schützen: keine Deos oder Parfums verwenden, das lockt die aufdringlichen Biester an. Am besten reibt man alle unbedeckten Körperteile mit Eukalyptus-, Lorbeer- und Lavendelöl aus der Apotheke oder mit Apfelessig ein.

Das Tanzbein schwingen Tanzen macht Spaß und ist gesund – und das geht quer durch alle Altersgruppen: Kinder, Jugendliche, Erwachsene und Senioren, für alle ist Tanz ein Ausdruck der Freude, der Entspannung: Der Rhythmus der Musik regt an, reißt mit. Tanzen kann jeder, es braucht nur gesunde Beine und etwas Gefühl für Musik. Ein weiterer Vorteil: Tempo und Dauer des Tanzens bestimmt der Tänzer selbst, je nach Kondition und Temperament.

Hier die gesunden Vorzüge des Tanzens auf einen Blick:

- Durch die rhythmischen Bewegungen werden die Muskeln gelockert. Und das wiederum lenkt von möglichen Problemen und Sorgen ab, der perfekte Abbau von Alltagsstress.
- Tanzen ist perfektes Muskel- und Gelenktraining – und das für den

ganzen Körper: Bauch-, Rücken-, Fuß- und Beinmuskeln werden gestärkt. Die Hüften werden gelenkiger. Haltungsschäden an der Wirbelsäule können beim Tanzen vermieden und sogar kontrolliert werden.

- Tanzen regt Herz und Kreislauf an.
- Tanzen fördert die Durchblutung im Unterleib sowie in den Beinen, die in unserer heutigen Zeit durch mangelnde Bewegung gefährdet ist.
- Das Schöne am Tanzen ist: Zwar wird der ganze Körper gefordert, doch empfindet man das kaum als Anstrengung – einfach weil es so viel Spaß macht und mitreißt.
- Tanzen kann auch schlank machen: Beim Foxtrott verliert man in einer Stunde dreihundert Kalorien, beim Wiener Walzer dreihundertfünfzig und beim Rock 'n' Roll sogar sechshundert Kalorien. Allerdings sollte man beim Tanzen nicht übertreiben und Ruhepausen einlegen.
- Vorsicht auf glattem Boden: Die Gefahr auszurutschen und sich zu verletzen, ist groß – das gilt vor allem für Kinder und ältere Menschen.
- Es gibt auch Menschen, für die sollte das Tanzvergnügen besser sporadisch bleiben, und zwar für all jene, die unter Fußbeschwerden leiden, Hüft- und Kniegelenkprobleme oder Lendenschmerzen haben.

Mit Tanzen leichter aus dem Bett kommen Wenn das Aufstehen besonders schwerfällt: Schütteln Sie nacheinander Hände, Arme, Beine und Füße aus. Das regt den Kreislauf an. Dann rütteln und schütteln Sie den ganzen Körper und tanzen dabei durch die Wohnung. Dazu ist es wichtig, dass Sie tief ein- und ausatmen.

• Ganz wichtig: Wer Probleme mit dem Herzen und einen zu hohen Blutdruck hat, sollte vorher mit dem Arzt sprechen.

Einfach mal die gute Laune einschalten

Eine gute Nachricht für all jene, die das Leben nicht so sonnig sehen: Schlechte Laune und depressive Verstimmungen sind kein unabänderliches Schicksal, das man ergeben hinnehmen muss, bis es wieder aufwärtsgeht – falls man es nicht schafft, die Ursache zu erkennen und zu bekämpfen. Hoffnung macht der Wiener Psychiater Dr. Stephan Rudas. Er ist überzeugt, dass es im Gehirn so etwas wie einen Schalter gibt, mit dem man die gute Laune wieder anknipsen kann.

Es gibt einige Tricks, mit denen man diesen Schalter aktivieren kann:

• Klar ist: Es gibt keine Lebensphase, in der man nur traurig oder nur glücklich ist. So bleibt selbst in guten Zeiten fast immer im Hintergrund eine Sorge – vielleicht auch nur die Angst, dass die gute Phase bald wieder vorbei ist. Und umgedreht empfindet man auch in Zeiten der schlechten Laune irgendwo tief drinnen in der Seele Freude, Hoffnung. Man kann seine seelische Verfassung gezielt beeinflussen, indem man sich in Zeiten großer Probleme oder Sorgen auf Positives konzentriert. Jeder von uns hat Dinge, die ihm wichtig sind, die er besonders gern hat. Und genau darauf sollte man sich konzentrieren, wenn es einem nicht gut geht – man macht sich sozusagen selbst ein Geschenk: ein Buch, das man schon lange lesen wollte, ein gutes Essen.

• Ganz wichtig: Handeln Sie! Es ist ein großer Fehler, in Zeiten schlechter Laune ergeben in dieser Stimmung zu verharren –

wenn man zu passiv ist, besteht die Gefahr, aus dieser Situation nicht mehr herauszukommen. Unternehmen Sie etwas, werden Sie aktiv!

- Zum Aktivsein gehört auch, dass man mit Freunden über Ärger und Sorgen spricht und sich nicht von diesen zurückzieht, sich einigelt, bis es einem wieder besser geht. Gerade jetzt ist das Gespräch mit anderen wichtig und heilsam.

- Mit Licht gegen die schlechte Laune ankämpfen: Am besten ist das natürliche Tageslicht und hier vor allem Sonnenschein, aber wenn der gerade nicht verfügbar ist, tut es auch künstliches Licht. Machen Sie in allen Räumen, in denen Sie sich aufhalten, sämtliche Lichtquellen an.

- Essen Sie viel Obst und Gemüse, kein Fleisch. Nahrung, die den Organismus nicht belastet, fördert die gute Laune.

- Wichtig, um der schlechten Stimmung den Garaus zu machen: die Leber aktivieren, denn eine gut arbeitende Leber ist die beste Basis für gute Laune. Dazu diese beiden Übungen: Lassen Sie sich den Rücken entlang der Wirbelsäule bürsten oder kratzen. Oder Sie reiben die Handballen beider Hände aneinander. In beiden Fällen werden Nerven- und Energiebahnen aktiviert, die direkt zur Leber führen.

Eine Aufmunterung Sind Sie mutlos, ängstlich und fühlen sich nicht gut? Dann versuchen Sie ein Naturrezept aus Großmutters Küche: drei getrocknete, große Feigen klein schneiden und so lange in etwas Rotwein kochen, bis eine siruppartige Masse entsteht, diese abkühlen lassen. Man nimmt sie im Laufe des Tages löffelweise ein. Die Kur sollte alle zwei Tage und insgesamt drei Wochen durchgeführt werden. Man benötigt für die komplette Kur dreißig Feigen und 2,5 Liter Rotwein.

- Treiben Sie Freizeitsport. Ideal: Laufen. Dabei werden im Gehirn Glückshormone freigesetzt, die jeden Ärger schnell vergessen lassen.
- Umgeben und kleiden Sie sich mit den Farben Gelb und Orange – das sind richtige Stimmungsaufheller.
- Unterstützen Sie Ihren Kampf gegen Ärger und Sorgen mit der Kraft der Natur: Nehmen Sie einige Zeit täglich drei Dragees mit hoch dosiertem Johanniskraut-Extrakt (aus der Apotheke).

Avocados gegen Streit und schlechte Laune

Leider unvermeidlich: Streit und schlechte Laune in Partnerschaft und Familie. Aus scheinbar nichtigen Anlässen werden da rasch lautstarke Auseinandersetzungen – auf die Dauer nervend und belastend für die Stimmung innerhalb der Familie.

Wie wäre es da mit einem ganz einfachen Trick aus der Küche? Servieren Sie einfach – Avocados! Diese birnenförmigen Früchte vom tropischen Avocadobaum gelten botanisch als Beeren, sie stammen aus Israel und Südafrika. Ihre Vorzüge auf einen Blick: Sie sind reich an Vitamin C für die Abwehrkraft und gegen Stress, reich an Vitamin E für Herz und Kreislauf und an Vitamin B6 für Muskeln und Blut. Die Kombination dieser Vitamine mit Mineralstoffen, Spurenelementen, Enzymen und ätherischen Ölen wirkt beruhigend auf aufbrausende Gemüter und gereizte Nerven. Voraussetzung allerdings: Die Früchte müssen roh verzehrt werden.

Avocados sind wahre Tausendsassa. Erstaunlich, was sie noch alles können:

- Sie wirken gegen Menstruationsstörungen und eignen sich ideal zur Vorbeugung gegen Darminfektionen.

- Durch ihren außergewöhnlich hohen Gehalt an Pantothensäure – auch Vitamin B5 genannt – sind sie ein wahrer Schönmacher für Haut und Haare. Nicht ohne Grund werden sie immer mehr in der Kosmetik verwendet.
- Avocados enthalten große Mengen an Lezithin, wichtig für starke Nerven und ein leistungsfähiges Gehirn. Erwiesen: Autofahrer, die regelmäßig Avocados essen, fahren konzentrierter, haben weniger Unfälle und bewahren im Stau länger die Nerven.
- Wissenschaftliche Untersuchungen in den USA, in Italien und in Frankreich haben ergeben, dass sich Avocados außerdem bei verschiedenen gesundheitlichen Problemen bewährt haben.
- Last but not least: Avocados sind libidofördernd, sowohl beim Mann als auch bei der Frau.

Damit Sie die Kraft der Avocados voll nutzen können, hier *zwei Rezepte* für Gerichte mit den köstlichen Früchtchen:

- Eine Avocado der Länge nach auseinanderschneiden und den Kern entfernen. Dann das Fruchtfleisch mit einem Löffel herausschaben und mit frischen oder tiefgekühlten Kräutern und etwas Kräutersalz verrühren. Dann eine Schnitte Vollkornbrot ganz dick damit bestreichen.
- Und hier das Rezept für einen Avocado-Fruchtsalat: Zwei Avocados halbieren, entkernen. Das Fruchtfleisch auslösen, in Stücke

Reife Früchtchen Damit Avocados ihr volles Können entfalten können, müssen sie reif sein. Das kann man mit dem Finger testen. Die Schale muss sich mit dem Daumen leicht eindrücken lassen. Und noch ein Tipp: Unreife Avocados reifen schneller, wenn man sie gemeinsam mit einem Apfel in ein Stück Papier einwickelt.

schneiden. In einer Schüssel mit drei geschälten Orangen (in Spalten zerteilt), zwei Esslöffeln Honig, einem Päckchen Vanillinzucker und einer Prise Ingwer mischen. Zugedeckt stehen lassen. 125 g Erdbeeren (frisch oder tiefgekühlt) halbieren, etwas zuckern, zugedeckt stehen lassen. Schließlich zwei in Scheiben geschnittene Bananen mit den Orangen, Erdbeeren und dem Avocadofleisch verrühren. In die ausgehöhlten Avocadohälften füllen. Servieren.

Lob tut gut

Dass Stress und Hektik am Arbeitsplatz und im Privatleben Gift für unsere Gesundheit sind, ist kein Geheimnis. Da bleibt selten Zeit für nette Worte, für Lob und Anerkennung. Und auch das ist Gift für die Seele. Psychologen sind der Ansicht, dass, wer Leistung bringen soll, auch Ansporn und Bewunderung braucht. Der schwedische Arzt Dr. Lars W. A. Lindstroem kam nach einer Langzeitstudie, die er mit einem norwegischen Wissenschaftlerteam in Oslo durchführte, gar zu der Überzeugung, dass wir weniger oft krank wären, würden wir einander im Berufs- und im Privatleben mehr loben und Komplimente machen.

Zugegeben, das mag auf den ersten Blick kurios anmuten, doch bekommt er Unterstützung von Psychologen und anderen Medizinern: Der Mensch braucht in regelmäßigen Abständen seine seelischen Streicheleinheiten – unerlässlich für das emotionale Gleichgewicht. Und dieses wiederum ist wichtig für die körperliche Gesundheit.

Das Ergebnis der Studie auf einen Blick: Wer keine Anerkennung erfährt, wird auf die Dauer frustriert. Frust aber schwächt das Immunsystem, es kommt zu Erkältungen, Hautproblemen, Magen-

und Darmstörungen, Kopfschmerzen und Migräne. Umgekehrt konnte man feststellen: Menschen, die sehr oft gelobt werden und regelmäßig Komplimente bekommen, sind gesünder.

Eindeutige Erkenntnis: Lob und Komplimente sind eine wunderbare Arznei.

Weil es so interessant ist, ein genauerer Blick auf die Studie: Insgesamt nahmen achthundertvierzig sorgfältig ausgewählte Personen daran teil, je vierhundertzwanzig Frauen und Männer. Die Probanden wurden in zwei Gruppen eingeteilt: Eine Gruppe bestand aus vierhundert Frauen und Männern, bei denen alles gut lief: Sie lebten in einer langen, guten Partnerschaft, waren im Beruf erfolgreich, wurden regelmäßig im Privatleben und im Beruf gelobt und lobten selbst viel. Untersuchungen ergaben: Diese Menschen waren selten krank und verfügten über ein starkes Immunsystem. Die andere Gruppe bestand aus vierhundertvierzig Frauen und Männern. Sie waren in ihrem Leben unzufrieden, fühlten sich in Beruf und Partnerschaft ungeachtet und bekamen kaum Lob und Komplimente. Innerhalb von sieben Jahren machten zweiundsechzig Prozent dieser zweiten Gruppe einen Schnitt, sie suchten sich neue berufliche Aufgaben und / oder änderten etwas in ihrem Privatleben. Erstaunliches Ergebnis nach einer kurzen Anlaufzeit: Ihr gesundheitlicher Zustand besserte sich rasch, schwere Allergien und Hautprobleme verschwanden teilweise innerhalb von wenigen Monaten. Bei einer Reihe von Frauen nahmen die Migräneanfälle, Schwindelerkrankungen und Menstruationsbeschwerden ab, bei den Männern waren Gastritis, Potenzprobleme und Haarausfall wie verschwunden.

Angesichts solcher Untersuchungen ergibt sich die Frage: Was genau passiert im Organismus, wenn man gelobt wird? Auch das zeigte die Studie:

- Wenn im Gehirn Lob und Komplimente ankommen, entsteht im sogenannten limbischen System ein starker, positiver Impuls. Parallel dazu wird eine Meldung an die Thymusdrüse hinter dem Brustbein weitergegeben. Dort werden dann verstärkt weiße Blutkörperchen zu Abwehrzellen herangebildet. Das bedeutet: Lob stärkt das natürliche Abwehrsystem.
- Lob und Komplimente bremsen im Organismus die Stresshormone, die Glukokortikoide, die oft Ursache für zu hohen Blutdruck und zu hohe Cholesterinwerte sind. Dafür werden im Gehirn verstärkt jene Neurotransmitter produziert, die den Stress bekämpfen.
- Lob und Komplimente stärken das Selbstbewusstsein, schaffen Freude – eine gute Basis für Ausgeglichenheit und Gesundheit.

Ehrlich gemeint Voraussetzung für die positive Wirkung des Lobens ist, dass Lob und Komplimente ehrlich gemeint sind. Und sie müssen von dem, der gemeint ist, auch gerne angenommen werden.

Rezepte gegen Wetterfrust und Winterdepression

Das kennen wohl viele – wenn die Tage kürzer und dunkler werden, wenn von morgens bis abends keine Sonne scheint, wenn rund um uns alles in dicken, kalten Nebel oder in ungemütlichen Nieselregen gehüllt ist, geht unsere Laune gegen den Nullpunkt: die sogenannte Winterdepression. Nach Schätzungen leiden in Mitteleuropa zwölf bis vierzehn Millionen Menschen darunter, besonders häufig das weibliche Geschlecht: Zwei Drittel der Betroffenen sind Frauen im Alter zwischen dreißig und fünfzig. Die typischen Symptome: Müdigkeit, Antriebslosigkeit, Verzagtheit, Traurigkeit.

Hauptursache ist der Mangel an natürlichem Tages- und Sonnenlicht. Besonders betroffen sind jene, die morgens bei Dunkelheit die Wohnung verlassen, abends bei Dunkelheit zurückkommen und tagsüber bei künstlichem Licht arbeiten. Der Mensch braucht einfach das natürliche Licht zum Steuern der inneren Uhr, des Schlaf-Wach-Rhythmus. Ausschließlich elektrisches Licht reicht nicht, es bedeutet für den Organismus Dunkelheit.

Wetterfrust Eine leichtere Form der Winterdepression ist der Wetterfrust bei anhaltend schlechtem Wetter, gerade nach einem schönen Sommer – die Menschen sind schlecht gelaunt, deprimiert oder auch gereizt. Häufige Begleiterscheinungen: Verspannungen, Verkrampfungen, Kopfschmerzen, Migräne, Durchblutungs- und Kreislaufstörungen. Studien der Universität Paris haben ergeben: Mit dem Wetterfrust sinkt nicht nur die Laune, auch das Immunsystem wird geschwächt. Die Folge sind oft Schnupfen oder andere Erkältungen.

Was aber kann man gegen den Wetterfrust tun – wenn man nicht die Möglichkeit hat, sich ins nächste Flugzeug zu setzen und in die Sonne zu fliegen? Dann sollte man vor Ort gezielt gegen den Wetterfrust angehen:

• Untersuchungen des Psychiaters Dr. Hartmut Berger haben ergeben: Gegen den Wetterfrust hilft leichte sportliche Tätigkeit, fünfzehn bis zwanzig Minuten täglich. Ideal: Wandern, Radfahren, Schwimmen. Dabei werden Endorphine freigesetzt, Glückshormone, die schlechtes Wetter leichter ertragen lassen. Und noch etwas: Wer in den ungemütlichen Winterwochen gesund bleiben

Beatles-Songs Bei mieser Herbststimmung hilft es auch, die alten Songs der Beatles zu hören. Ein Londoner Team von Ärzten und Psychotherapeuten hat herausgefunden: Das hebt die Laune, denn auch die Beatles-Musik fördert die Produktion des Gute-Laune-Hormons Serotonin.

will, der sollte jeden Tag – bei jedem Wetter – an die frische Luft gehen und sich dort bewegen. Mindestens dreißig Minuten. Allerdings müssen Sie warm angezogen sein, denn wer im Freien friert, schwächt sein Immunsystem.

- Lassen Sie die Farben Gelb und Orange auf sich wirken. Sie wirken stimmungsaufhellend. Tragen Sie Kleidung in diesen Farben.
- Verzichten Sie auf zu große Mengen an Kaffee und Alkohol. Beide verstärken den Wetterfrust.
- Auch Wellness in der eigenen Badewanne kann helfen: Nehmen Sie ein entspannendes Bad mit Melissen- oder Lavendelöl.
- Ganz wichtig gegen den Wetterfrust: nicht in Passivität verfallen, das lähmt noch mehr. Verkriechen Sie sich nicht in Ihren vier Wänden. Machen Sie Sport. Treffen Sie sich mit Freunden. Gehen Sie aus.

Winterdepression Und was tun gegen die Winterdepression? In leichten Fällen genügt es, möglichst viel ins Freie zu gehen und Tageslicht zu tanken. Unbedingt jeden Sonnenstrahl ausnutzen: Wenn die Sonne scheint, sollte man das Gesicht zumindest zehn Minuten in die Sonne halten. Auch wenn es komisch aussieht: Öffnen Sie dabei den Mund und zeigen Sie der Sonne die Zähne. Diese nehmen das Licht wie Brillanten auf und leiten es verstärkt in den Organismus weiter. Das hat man den Krokodilen abgeschaut, die auf diese Weise Licht und Wärme tanken.

- Und noch ein schöner Tipp: bei Wetterfrust mit dem Partner ins Bett zurückziehen, kuscheln und küssen. Das lässt Wolken, Regen und Kälte vergessen.

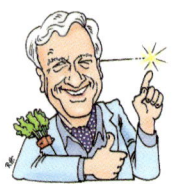

Gut zu wissen Sinnvoll kann auch ein regelmäßiger Besuch im Solarium sein, natürlich nur, wenn man es damit nicht übertreibt.

Bei schweren Fällen der Winterdepression allerdings hilft nur eine Bestrahlung mit der Vollspektrumlampe, deren Licht dem der Sonne nachempfunden ist. Ihre Helligkeit beträgt 2500 Lux und entspricht der Kraft von dreißig Glühbirnen zu je sechzig Watt – das ist das Licht eines sonnigen, strahlenden Frühlingsmorgens. Wer sich täglich ein bis zwei Stunden bestrahlen lässt, kann die Winterdepression stoppen. Das Praktische: Man bleibt angekleidet und kann dabei arbeiten, jedenfalls wenn man eine sitzende Tätigkeit hat. Man kann die Vollspektrumlampe kaufen oder in vielen Kliniken ausleihen. Die andere Möglichkeit: sich bei Ärzten oder in Ambulatorien bestrahlen lassen.

Der feine Unterschied Natürlich muss man zwischen einer Winterdepression und einer echten, klassischen Depression, die vom Psychotherapeuten oder Psychiater behandelt werden muss, unterscheiden. Die Symptome der echten Depression: Appetitlosigkeit, Gewichtsabnahme, Schlafstörungen. Bei der Winterdepression dagegen hat man ein erhöhtes Schlafbedürfnis und verspürt Heißhunger auf Teigwaren und Schokolade. Viele Frauen nehmen so in den trüben Herbst- und Wintermonaten bis zu acht Kilo und mehr zu – natürlich nicht gerade stimmungsfördernd.

Happy Food gegen Wetterfrust

Man kann noch mehr gegen den Wetterfrust tun – sich glücklich essen. Das mag sich seltsam anhören, aber Tatsache ist: Es gibt bestimmte Speisen und Getränke, mit denen wir an tristen Herbst- und Wintertagen unsere Stimmung bessern und depressive Stimmungen verscheuchen können.

- Essen Sie täglich zwei goldgelbe, reife Bananen. Sie liefern dem Organismus Kalium und Magnesium für Herz, Kreislauf und Nerven und verstärken die Hormonstoffe Serotonin und Norepinephrin, die in unserem Gehirn für gute Laune und positives Denken mitverantwortlich sind. Außerdem enthalten sie viele Vitamine und Spurenelemente, die positiv auf Nerven und Gemüt wirken.

- Essen Sie Hirsegerichte. Hirse macht gute Laune. Man nannte sie schon im Mittelalter das »fröhliche Getreide«. Hirse speichert viel Sonnenenergie und gibt sie an unsere Körperzellen weiter. Die Wirkung dürfte auf die Fülle von Mineralstoffen und Spurenelementen zurückzuführen sein.

- Zweihundert Gramm Champignons ersetzen zwei Tage Sonnenschein, weil sie unserem Organismus genau die Menge Vitamin D liefern, die unsere Haut bei zwei Tagen Sonne selbst produziert.

- Essen Sie regelmäßig Pellkartoffeln, nur mit etwas Kräutersalz und wenig Butter oder Quark. Kartoffeln machen optimistisch, weil sie Giftstoffe aus dem Organismus ableiten helfen und Herz und Nerven Kalium liefern.

- Auch Naturreis ist empfehlenswert, er enthält reichlich Magnesium und das Nervenvitamin B_1, ideale Voraussetzungen für bessere Laune und positives Denken.

- Essen Sie zweimal in der Woche Fisch. Er liefert die stimmungsfördernde Aminosäure Tryptophan. Daraus bildet das Gehirn das

Gute-Laune-Hormon Serotonin. Auch Sushi tut der Laune gut. Der Fisch ist reich an Omega-3-Fettsäuren (gut fürs Herz) und liefert Jod für die Schilddrüse. Der Ingwer stärkt die Darmflora, der Seetang entspannt die Nerven, hilft gegen Stress und hebt die Laune.

- Naschen Sie einmal täglich einen Esslöffel Bienenhonig und lassen Sie diesen langsam auf der Zunge zergehen. Das stimmt harmonisch und bekämpft Nervosität. Dafür sind die pflanzlichen Hormonstoffe verantwortlich, die man aus den Pollen aufnimmt.
- Essen Sie Anisgebäck. Schon in der Vergangenheit wusste man um dessen Wirkung als Stimmungsaufheller. Das ist heute ernährungswissenschaftlich bestätigt. Anis macht fröhlich und vertreibt negative Gedanken. Noch ein schöner Nebeneffekt: Anis stärkt außerdem die Atemwege, die in der kalten Jahreszeit ohnehin vielen Attacken ausgesetzt sind.
- Trinken Sie Fencheltee: einen Teelöffel Fenchelsamen mit einer Tasse kochendem Wasser übergießen, zehn Minuten ziehen lassen, durchseihen.
- Hier der klassische Gewürztee – übrigens ein altes Klosterrezept – gegen Wetterfrust: Mischen Sie zu gleichen Teilen Anis, Kümmel und Fenchel. Einen Teelöffel mit kochendem Wasser übergießen, acht Minuten ziehen lassen, durchseihen, dazu zwei Teelöffel Klosterfrau Melissengeist, mit einem Teelöffel Honig süßen, in kleinen Schlucken trinken.
- Hier ein weiteres altes Klosterrezept, die Königskerzensuppe: zwei Esslöffel der Heilpflanze Königskerze (aus der Apotheke) mit einem Liter Wasser und zwei Würfeln Gemüsebrühe zu einer Suppe kochen. Die Blüten werden mitgegessen. Die ätherischen Öle, die beim Kochen frei werden, hellen die Stimmung auf.
- Sehr empfehlenswert: dreimal täglich eine Tasse Rosenblütenblättertee aus der Apotheke trinken. Ein gehäufter Teelöffel wird mit

einer Tasse kochendem Wasser übergossen, fünf Minuten ziehen lassen, durchseihen, mit etwas Honig lauwarm trinken.

- Sonnenblumenblütentee: zwei Teelöffel getrocknete Blütenblätter der Sonnenblume mit 250 ml kochendem Wasser übergießen und fünfzehn Minuten zugedeckt ziehen lassen, dann durchseihen. Mit etwas Honig und Zitronensaft verfeinert morgens und abends eine Tasse trinken.
- Milch mit Melissengeist: Rühren Sie in ein Glas warme Milch eine Messerspitze getrocknete und pulverisierte Melissenblätter oder einen Teelöffel Melissengeist. Langsam trinken.
- Hagebuttentee: Trinken Sie jeden Tag mindestens einen halben Liter davon. Hagebuttentee liefert viel Vitamin C. Und Vitamin C macht uns stark gegen Ärger, Stress und Kränkungen.
- Kauen Sie Rosinen und Datteln.
- Für sensible Menschen gilt an tristen Novembertagen: wenig Fleisch essen, denn zu viel Fleisch beeinflusst die Stimmung negativ. Bestimmte Aminosäuren im Fleisch in zu großen Mengen stören die Bildung des Serotonins im Gehirn, das wir für die gute Laune brauchen.
- Reichlich trinken, täglich zwei Liter stilles Mineralwasser. Zu wenig Flüssigkeitszufuhr führt zu erhöhten Harnstoffwerten und kann ebenfalls zu depressiven Verstimmungen führen.
- Zu viel Alkohol und Kaffee fördern ebenfalls schlechte Laune.

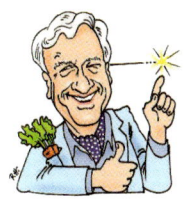

Übrigens Studien haben ergeben, dass Johanniskraut die Botenstoffe beeinflusst, die in unserem Gehirn für gute Laune sorgen. Johanniskraut kann man in Form von Tee trinken, Ärzte raten aber zu einer Kur mit hoch dosierten Wirkstoffen in Form von Dragees (aus der Apotheke).

Sie sehen: Herbststimmung ist kein unabänderliches Schicksal, man kann einiges tun, um besser gelaunt durch den tristen Herbst zu kommen.

Gegen die Frühjahrsmüdigkeit Speziell im reiferen Alter ist man zum Winterende an manchen Tagen erschöpft. In Japan und China gibt es da ein einfaches Hausmittel: täglich ein hart gekochtes Hühnerei essen. Das Eigelb enthält große Mengen an Lezithin, verantwortlich für seelische und körperliche Kraft. Wer mit dem Cholesterin Probleme hat, sollte allerdings darauf verzichten und stattdessen zu Naturlezithin greifen.

Mit Düften gegen bad vibrations

Das ist wohl jedem von uns schon einmal passiert: In einem Augenblick ist man noch müde, abgespannt, schlecht gelaunt, kraftlos und will nur eines: Ruhe. Und im nächsten Augeblick ist man plötzlich hellwach, die gute Laune kehrt zurück, ebenso unsere Kraft. Das Geheimnis: Wir haben einen Geruch wahrgenommen, der uns angenehm ist, der uns so richtig aufbaut. Amerikanische Psychotherapeuten der Universität in Durham haben in einer Studie herausgefunden: Nicht nur Geräusche und Geschmack, sondern auch Gerüche haben einen großen Einfluss auf unser Wohlbefinden, unsere Fitness und unsere Gesundheit. Für die Studie hat man eine Gruppe von Frauen als Probanden ausgewählt, die ganz besonders Stimmungsschwankungen unterliegen: Frauen in den Wechseljahren, zwischen fünfundvierzig und sechzig, oft gereizt, angespannt und depressiv. Während solche

Frauen meist unter ärztlicher Kontrolle mit Hormonen behandelt werden, haben die Wissenschaftler in Durham bewiesen, dass in leichten Fällen oft Düfte genügen. Die Probandinnen konnten während einiger Tage aus fünf verschiedenen Düften wählen und sich damit verwöhnen, die Palette reichte von blumig-fruchtig bis zu orientalisch-schwer. Danach mussten die Frauen einige Tage auf Parfums verzichten. Parallel dazu berichteten sie regelmäßig in Fragebögen von ihren jeweiligen Stimmungen und Gefühlen.
Das Ergebnis der Studie:

- Die Parfums wirkten wie eine sanfte Naturmedizin.
- Bei den meisten Frauen hatten die Duftwässer einen stimmungsaufhellenden Effekt. Die seelischen Tiefs verschwanden, ebenso Anspannung, Gereiztheit und depressive Verstimmungen.
- Auch die körperlichen Begleiterscheinungen der Wechseljahre wie nächtliche Schweißausbrüche, Kopfschmerzen, Hitzewallungen und Gelenkbeschwerden ließen nach.
- Besonders gut fühlten sich jene Frauen, die Parfums verwendeten und außerdem mit ihren üblichen Östrogenen behandelt wurden,

Angenehmer Raumduft Bringen Sie frischen Wind in Ihre Wohnung – ganz natürlich. Machen Sie aus einigen Orangen Duftkugeln. Spicken Sie die ungeschälten Früchte mit Gewürznelken und verteilen Sie sie in Ihrer Wohnung. Der Duft hebt die Stimmung und wirkt zugleich keimtötend. Oder Sie verwenden ätherische Öle: An kalten Tagen sollte man ein paar Tropfen Zimtöl, Nelkenöl oder Orangenöl in eine Wasserschale geben – das macht den Raum behaglicher und wärmer. An warmen Tagen sollte man Zitronenöl, Eukalyptusöl und Pfefferminzöl einsetzen – Erfrischung pur.

doch auch bei den Frauen, die keine Hormone nahmen, verbesserte sich die Stimmung durch die Verwendung der Düfte.

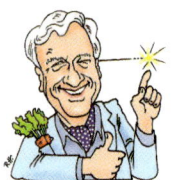

Gut zu wissen Was genau bewirken Düfte im Organismus? Die Studie hat ergeben, dass Teile des Gehirns, in denen negative Stimmungen entstehen, durch die Geruchseindrücke positiv beeinflusst werden. Außerdem werden die sogenannten Neurotransmitter, die in den Wechseljahren in ihrer Aktivität nachlassen, durch die Düfte wieder aktiviert. Obendrein rufen ganz bestimmte Düfte beim Menschen schöne Erinnerungen wach. Und die helfen ebenfalls mit, die Stimmung zu heben.

Fröhliche Farben lassen die Seele lächeln

Wir haben es schon mehrfach angesprochen – den Einfluss der Farben auf die Stimmung. Und wenn man einem französischen Ärzteteam rund um den Pariser Arzt und Psychiater Prof. Dr. Pierre Emailleur glauben darf, kann man ganz einfach etwas für die gute Laune tun – nämlich mit der eigenen Garderobe!
Emailleur hat sich mit dieser Frage im Rahmen einer Studie befasst, die von einer Gruppe von namhaften Modedesignern in Auftrag gegeben worden ist. Das ebenso interessante wie ungewöhnliche Ergebnis: Die Farbe unserer Kleidung kann für Körper und Seele eine Art Arznei sein. Emailleur ist der Ansicht: Die Farben, die wir an uns tragen, sind mehr als eine unwichtige Äußerlichkeit. Sie wirken viel mehr auf uns, als wir vermuten. Wir können mit den Farben unserer Kleider die Haut, die inneren Organe, die gesamte Vitalität sowie die seelische Verfassung beeinflussen.

Wie wirken nun die Farben der Kleidung im Einzelnen?

- Lindgrün wirkt entspannend und beruhigend und hilft, Stress abzubauen.
- Dunkelgrün stärkt die natürlichen Abwehrkräfte des Organismus, die Zahl der Abwehrkörper nimmt zu. Besonders wichtig für alle, die gerade erkältet waren: regelmäßig dunkelgrüne Kleidung tragen. Das fördert die Genesung.
- Blaue Kleidung kann helfen, Zahnschmerzen, Kopfschmerzen und Migräne zu lindern. Blau hilft auch, innere Hektik schneller abzubauen.
- Braun wirkt ebenfalls beruhigend. Diese Farbe empfiehlt sich für alle, die unter Hyperaktivität leiden, nervös sind und leicht aus der Fassung geraten.
- Schwarze Kleidung verleiht innere Sicherheit, gibt Kraft, vor allem dann, wenn man zur Unsicherheit neigt und mit selbstbewussten Menschen zu tun hat.
- Orange vermittelt Geborgenheit und Behaglichkeit – kurz, Wohlbefinden. Man kann damit Ärger vorbeugen. Die Leistung von Nieren und Blase wird angeregt, die Atemwege werden gekräftigt, alle Drüsen aktiviert.
- Mit roter Kleidung steigert man die Pulsfrequenz, verbessert die Durchblutung und fördert den gesamten Stoffwechsel. Herz und Kreislauf werden gestärkt.
- Violette Kleidung wirkt beruhigend auf das vegetative Nervensystem.

Farbenfroh Überprüfen Sie Ihren Kleiderschrank doch einmal in dieser Hinsicht. Und scheuen Sie sich nicht, sich farbenfroh zu kleiden. Und falls Ihre Mitmenschen komisch gucken – Sie kennen die Wirkung Ihrer Kleidung ja und wissen, wofür es gut ist.

Vor dem Hintergrund dieser Erkenntnisse empfehlen die französischen Modedesigner, die Farbe der Garderobe nicht allein aus einer Laune heraus zu wählen, sondern auch nach psychologischen und gesundheitlichen Aspekten.

Die Dusche als Glücksbringer

Die meisten von uns ziehen im Alltag das Duschen dem Baden vor. Für viele ist Duschen einfach eine tägliche Pflicht, die nun mal zur Körperpflege gehört. Doch wenn man es richtig macht, kann Duschen zu einem natürlichen Allheilmittel werden – man kann es gezielt gegen schlechte Laune, gegen Stress und sogar gegen Übergewicht einsetzen. Die Dusche am Morgen – Start in einen glücklichen Tag.

- Wer morgens nach dem Aufstehen Verspannungen im Hals- und Nackenbereich verspürt, wer steife Gelenke oder Schmerzen im Kreuz hat, der braucht keine Tablette zu nehmen. Eine angenehm warme Dusche bringt schnelle Erleichterung. Der warme Wasserstrahl auf der Haut liefert dem ganzen Körper wohltuende Wärme. Muskeln, Gelenke und Wirbelsäule können entspannen, die Schmerzen verschwinden.

Duschgymnastik Rückenverspannungen kommen oft von Durchblutungsstörungen an der Wirbelsäule. Dagegen gibt es eine einfache Duschgymnastik: Atmen Sie unter dem warmen Duschwasser tief ein und beugen den Oberkörper nach vorn. Kopf und Arme hängen nach unten. Jetzt in die Hocke gehen und ausatmen. Zwei Minuten das Wasser auf den Rücken prasseln lassen, aufrichten, dabei ein Hohlkreuz machen.

- Wer morgens nicht so gut drauf ist, der kann das mit einer Dusche sofort ändern. Psychologen der Universität Wien haben nachgewiesen: Wer unter der Dusche steht und das warme Wasser genießt, produziert im Gehirn Glückshormone. Das Prickeln des Wasserstrahls auf der Haut fördert die Bildung von Endorphinen. Das sind Glückshormone, die nicht nur die Laune verbessern, sondern sogar schmerzstillende Wirkung haben.
- Wer tagsüber viel Stress hatte, der kann schnell wieder Harmonie in sein irritiertes vegetatives Nervensystem bringen, wenn er sich unter eine sehr warme Dusche stellt. Fünf Minuten Duschen spülen sozusagen den Stress weg.
- Es klingt unglaublich, aber es stimmt: Wer beim Duschen ein Duschgel mit einer Duftkombination aus Grapefruit, Fenchel oder Estragon verwendet und den Geruch einatmet, kann damit ganz bestimmte Nerven aktivieren, die die Fettverbrennung im Körper wieder ankurbeln.

All diese positiven gesundheitlichen Auswirkungen können aber nur dann genützt werden, wenn man richtig duscht. Und dazu sollte man wissen:

- Duschen Sie möglichst kurz und nicht zu heiß. Langes Duschen – noch dazu unter Verwendung von zu viel Duschgel – schwächt den Säureschutzmantel der Haut und trocknet sie aus. Die Folge: Keime besiedeln die Haut. Es kann leicht zu Entzündungen und anderen dermatologischen Erkrankungen kommen. Verwenden Sie ph-neutrale Duschgels und Seifen, die rückfettende Stoffe enthalten. Es ist auch nicht notwendig, dass Sie sich jedes Mal beim Duschen von oben bis unten einseifen – Achselhöhlen, Intimbereich und Füße reichen. Dort befinden sich besonders viele Schweißdrüsen. Was immer Sie als Dusch-Kosmetik verwenden:

Spülen Sie es gründlich von der Haut ab. Nehmen Sie sich dafür doppelt so viel Zeit wie fürs Einseifen.

- Nach dem Duschen bitte gründlich abtrocknen.
- Das Eincremen danach nicht vergessen – unerlässlich für diejenigen, die trockene Haut haben. Das Eincremen hat einen doppelten Effekt. Einerseits wird die Haut mit Feuchtigkeit versorgt, andererseits fördert die sanfte Massage durch die Hände die Durchblutung der Haut. Dadurch können die Hautzellen verstärkt mit Nährstoffen versorgt werden.
- Wenn Sie nach dem Duschen fit sein wollen, verwenden Sie als Düfte Zitrone, Orange und Jasmin und reiben Sie nach dem Abtrocknen ein paar Tropfen Rosmarinöl in die Fußsohlen. Wenn Sie ruhen oder schlafen wollen, sollten Sie Lavendel und Vanille verwenden.

Noch mehr Gute-Laune-Tipps

Man kann noch mehr tun, um eine positive Grundstimmung in sein Leben zu bringen. Das fängt beim morgendlichen Aufstehen an, geht über das Ambiente im Büro oder den eigenen vier Wänden bis hin zu sozialen Kontakten. Und es sind keine großen Dinge, sondern Kleinigkeiten, die jeder von uns ohne großen Aufwand beherzigen kann.

Gut in den Tag starten Wer Probleme hat, morgens in Gang zu kommen – ein herzhaftes Gähnen und das Strecken der Gliedmaßen kann neue Energie bringen, beides ist wichtig für die Gesundheit: Gähnen entspannt die Gesichtsmuskulatur, befeuchtet die Augen, beugt Kopfschmerzen und Müdigkeit vor. Und wenn man sich beim Gähnen reckt und streckt, lockert man zusätzlich verspannte Glieder.

Auch die berüchtigte Frühjahrsmüdigkeit kann man mit einer Übung bekämpfen: gleich nach dem Aufwachen im Bett beide Arme über den Kopf weit nach hinten strecken und die Finger spreizen, dabei einatmen. Beim Ausatmen die Hände zu Fäusten ballen. Danach aufsetzen und tief ein- und ausatmen. Mehrmals wiederholen – und Sie sind fit für den Tag.

Die Kraft der Topfpflanzen Wer an seinem Arbeitsplatz oder auch zu Hause oft an Kopfschmerzen leidet und allgemein müde und anfällig für Erkältungen ist, sollte Topfpflanzen aufstellen, so das Ergebnis einer Untersuchung an der landwirtschaftlichen Universität Oslo.

Besonders wirksam: Efeu, Drachenbäume, Gerbera und Aloe vera. Sie nehmen Giftstoffe aus Möbeln, Wänden und Teppichen auf und neutralisieren sie. Außerdem wandeln sie schlechte Luft in Sauerstoff um und geben Feuchtigkeit ab. Und natürlich erfreuen sie mit ihrem schönen Anblick die Seele.

Sich selbst Freude bereiten Vorfreude ist nicht nur etwas Schönes, sondern auch gesund, denn sie stärkt das Immunsystem. Wer sich abends nach der Arbeit auf zu Hause, auf die Familie oder einen schönen Fernsehfilm freut, der baut damit bereits verstärkt Abwehrzellen auf.

Auch hilfreich: sich jeden zweiten Tag ein schönes Erlebnis verschaffen, etwa ein Treffen mit einem lieben Menschen, sich etwas Schönes kaufen, ein gutes Essen. Eine Studie an der New York State University hat ergeben: Man stärkt auf diese Weise für achtundvierzig Stunden das Immunsystem.

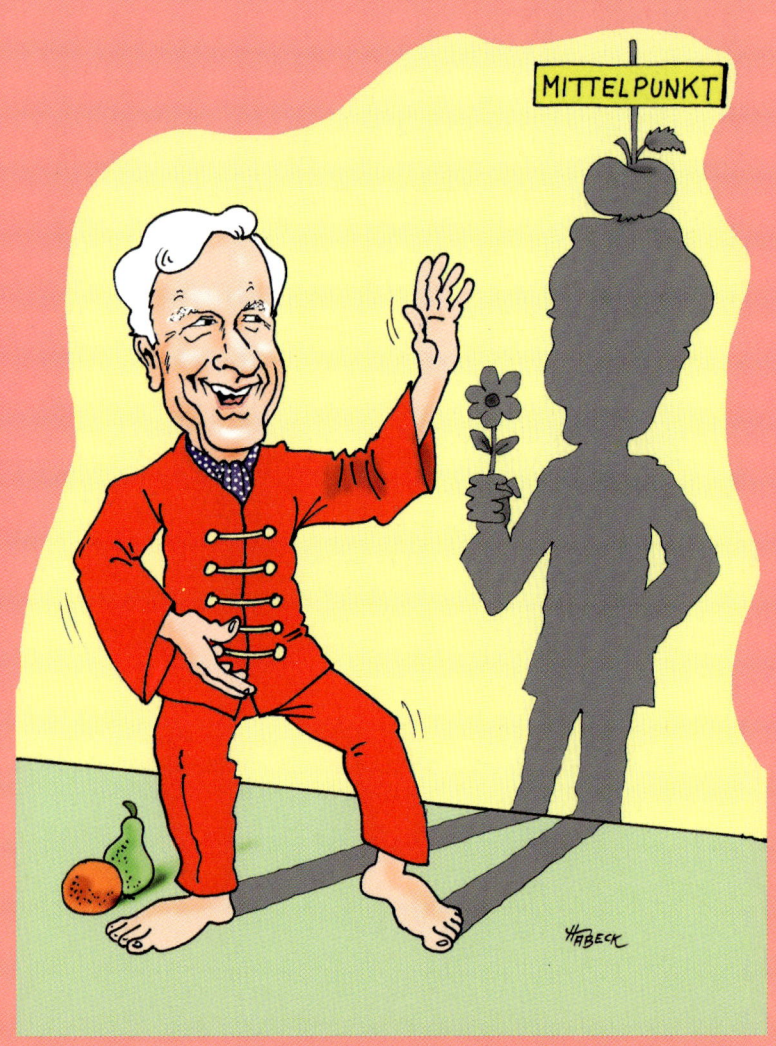

Immer schön langsam, nur kein Stress ...

Direktor Wagner hat einen Termin nach dem anderen.
Er ist wahnsinnig im Stress. Nervös und völlig genervt fragt
er seine Sekretärin: »Fräulein Blum, wo um alles in der Welt
habe ich meinen teuren Kugelschreiber? Wo ist er? Wissen Sie
es?« Darauf die Sekretärin: »Hinter dem Ohr, Herr Direktor!«
Der gestresste Chef ist empört: »Sie wissen doch, ich habe
Stress und wirklich keine Zeit zum Suchen. Hinter welchem
Ohr ...?!« Zehn Minuten später verlässt der Direktor sein
Büro und fährt mit seinem Wagen viel zu schnell, kracht an
der nächsten Kreuzung in ein anderes Auto. Der andere
Fahrer springt aus seinem Fahrzeug und schreit den Direktor
an: »Vollidiot!« Darauf der Direktor: »Sehr erfreut: Wagner!«

Es gibt zwei Formen von Stress: den guten, positiven
Stress, den sogenannten Eustress, und den negativen
Disstress. Der Eustress beflügelt uns, macht uns kreativ,
tut uns gut. Der negative Disstress dagegen macht uns
krank. Doch man kann ihn ganz einfach vermeiden.
Negativer Stress entsteht immer dann, wenn man »Ja!«
sagt und im Grunde genommen »Nein!« meint. Denken
Sie immer daran, wenn Sie eine Entscheidung treffen.

Permanenter Stress macht krank

Permanenter Stress macht krank – das ist kein Geheimnis mehr. Das Leben heute mit seinen gestiegenen Anforderungen im Berufsleben, mit seiner Hektik und – ja, man kann es so nennen – dem Freizeitstress, den wir uns selbst machen in dem Wunsch, in unserer kostbaren Freizeit möglichst viel zu erleben, ist anstrengender als früher, kostet Kraft und Nerven. Viele von uns sind heutzutage ständig müde, gereizt, schlecht gelaunt oder deprimiert. Sie leiden unter Nackenverspannungen, Kopfschmerzen und Migräne. Die beste Lösung wäre in vielen Fällen: abschalten, zu sich selbst finden. Dass das möglich ist, beweisen die folgenden Tipps – vorausgesetzt, man ist auch bereit, etwas zu ändern.

Den Stress einfach wegmeditieren

Wie aber kann das gehen, inmitten unseres hektischen Alltags abzuschalten, zu sich selbst zu finden? Immer wieder empfohlen: autogenes Training oder Meditation. Doch das lehnen viele mit der Begründung ab: zu abgehoben, zu aufwendig. Gerade für diese Skeptiker haben Wissenschaftler an der amerikanischen Harvard Universität eine Methode der Entspannung entwickelt, die wirklich jeder durchführen kann, ohne zuvor einen Kurs machen zu müssen.

Es ist eine vereinfachte Form der Meditation, die sogenannte »simple Meditation«. Das Geheimnis dabei: Die Entspannung läuft nicht über eine ganz spezielle Methode, sondern über die Konzentration auf die vielen kleinen und kleinsten Dinge des Lebens, die wir höchstens nebenher oder gar nicht mehr beachten – eine tolle Möglichkeit, um für ein paar Minuten aus der Hektik des Alltags auszusteigen und neue Kräfte zu tanken.

Wichtig ist: die »simple Meditation« bewusst einleiten. Denn: Stress erfasst uns automatisch und die dagegen notwendige Entspannung kommt nicht von selbst, sondern muss gezielt herbeigeführt werden.

Und so funktioniert die »simple Meditation«:

- Die »Lippenbremse« zur Entspannung: Wenn man sehr gestresst, gereizt oder frustriert ist, geht man an die frische Luft oder ans geöffnete Fenster. Aufrecht hinstellen und tief durch die Nase einatmen. Dann die Lippen fest zusammenpressen und durch den Mund ausatmen. Das heißt: Man presst die Luft gegen den Widerstand der Lippen heraus. Das entspannt außerordentlich. Denken Sie dabei an nichts anderes als an diesen Vorgang.

- Gehen Sie in den nächsten Park oder in den Garten. Suchen Sie eine gerade Strecke und gehen Sie auf diesem Weg einfach hin und her. Vergessen Sie rund um sich alles andere. Konzentrieren Sie sich nur aufs Gehen. Beobachten Sie, wie Sie einen Fuß vor den anderen setzen. Erleben Sie ganz bewusst, wie Ihre Fußsohlen Kontakt mit dem Boden aufnehmen, Kraft aus der Erde holen.

- Die wohl einfachste Übung: Setzen Sie sich an einen Tisch. Nehmen Sie eine Orange zur Hand, eine Mandarine, eine Grapefruit oder auch einen Apfel. Machen Sie diese Frucht vorübergehend zum Mittelpunkt Ihres Lebens. Atmen Sie den Geruch ein. Tasten Sie sie mit den Fingern ab. Denken Sie darüber nach, woher diese Frucht kommt, welche wertvollen Inhaltsstoffe sie liefert. Dann schälen Sie sie langsam und essen Stück für Stück, ganz

Stress einfach wegkauen Wer Stress hat und zur Ruhe kommen möchte, der kann einfach zuckerfreien Kaugummi kauen. Untersuchungen an der Berliner Charité haben ergeben, dass Kaugummikauen Stress abbaut und auch stressbedingtem nächtlichen Zähneknirschen vorbeugt.

konzentriert. Klingt unglaublich, funktioniert aber: Ein einfacher Essvorgang wird zu einer wertvollen Entspannungsübung, die im größten Stress wieder neue Vitalität gibt. Schöner Nebeneffekt: Man gewöhnt sich das gedankenlose In-Sich-Hineinstopfen ab.

- Legen Sie sich flach auf den Boden, und zwar auf den Rücken, ohne Schuhe und Strümpfe. Betten Sie den Kopf auf eine Nackenrolle und beobachten Sie nun der Reihe nach all Ihre Zehen. Bewegen Sie sie und lassen Sie sich vom Spiel der Zehen faszinieren. Alles andere im Leben muss dabei unwichtig werden.
- Gehen Sie in die Natur hinaus, an einen Bach oder einen Fluss. Und nun schauen Sie einfach dem vorbeiströmenden Wasser zu. Wer zu Hause einen kleinen Zimmerspringbrunnen oder ein Aquarium hat, der beobachtet das kleine Schauspiel eben dort.

Das klingt doch alles ganz simpel, oder? Stimmt, ist es auch – und doch so wirksam, wie die Wissenschaftler der Harvard Universität nachgewiesen haben.

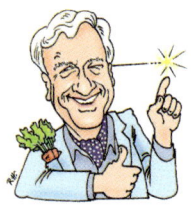

Übrigens Mit diesen einfachen Übungen kann man nicht nur Stress abbauen, sondern auch erfolgreich dessen Begleiterscheinungen wie Kopfschmerzen, Verspannungen, Bluthochdruck, Schlaflosigkeit, Magenbeschwerden, Nervosität sowie chronische Schmerzen bekämpfen.

Kein Stress am Steuer

Fatale Folgen kann der Stress auch für Verkehrsteilnehmer haben. Wer genervt ist, fährt unkonzentrierter – und gefährdet damit sich und andere. Abgesehen von möglichen Unfällen – Nervosität, Aggressionen und Frust, die vor allem Vielfahrer auf unseren überfüllten Straßen erleben, sind auch Gift für die Gesundheit. Wer sich täglich am Steuer ärgern muss, leidet seelisch und irgendwann auch körperlich, bis hin zu ernsthaften Erkrankungen. Das sollte nicht sein – hier ein paar Tipps gegen den Stress am Steuer.

- Die österreichische Verkehrsexpertin Angelika Brückner, Mitarbeiterin einer großen Autofahrer-Organisation, hat nachgewiesen: Keiner sollte in sein Auto einsteigen, ohne sich von seinem Partner mit einem innigen Kuss verabschiedet zu haben – das bringt die Hormone ins Gleichgewicht, verhindert Aggressionen. Beim Autofahren ist man dann gleich viel gelassener.
- Auch wenn man noch so genervt ist: Man sollte sich nicht dazu hinreißen lassen, die anderen Verkehrsteilnehmer zu beschimpfen. Atmen Sie den Ärger lieber weg – mit der schon erwähnten »Lippenbremse«: tief durch die Nase einatmen und dabei den Bauch herausstrecken. Dann Bauch einziehen und die Luft durch die geschlossenen Lippen herauspressen.

Anti-Stress-Mittel Mais Auch Mais liefert große Mengen vom Anti-Stress-Mineral Magnesium und versorgt uns mit Vitamin E. Zubereitungstipp: Frische Maiskolben kocht man am besten in Wasser weich und genießt sie mit etwas Salz. Und die positive Nebenwirkung: Wer regelmäßig Maiskolben nagt, stärkt Herz, Kreislauf, Muskeln und Blutgefäße.

- Stärken Sie am Steuer Ihre Nerven mit Naturprodukten, die die Anti-Stress-Mineralstoffe Magnesium bzw. Kalium enthalten: Sonnenblumenkerne, Haselnüsse, Mandeln bzw. Trockenfrüchte wie Datteln, Feigen, Pflaumen, Rosinen. Und sonst – also nicht gerade beim Autofahren – reichlich Vollkornprodukte, Naturreis und Müsli essen, enthält auch viel Magnesium. Für den Notfall: eine Magnesiumkautablette im Handschuhfach parat haben – beruhigt die Nerven am schnellsten.
- Ganz schädlich, nicht nur für die Nerven: Rauchen im Wagen!

Schwingende Hände besiegen den Stress

Duft-Qigong – ein wunderbares Mittel für all jene, die unter Druck stehen, unter Stress, Erschöpfung, Lärm und Hektik leiden. Duft-Qigong ist nichts anderes als das Ausführen von einfachen Bewegungen und Übungen mit beiden Händen. Der seltsam anmutende Name ist doppelt begründet: Zum einen wird man durch die Übungen aufnahmebereiter für Düfte und Gerüche des Lebens, zum anderen scheidet man Gifte aus und »duftet« dann nicht sonderlich gut.

Der Grundsatz des Qigong beruht darauf, dass man durch Bewegungen Schwingungen im Körper erzeugt, mit denen man die körpereigene Energie besser der Umwelt anpassen kann.

Das Schöne daran: Qigong kann jeder machen, weil es so einfach ist.

Es gibt Hunderte von Qigong-Übungen, hier eine kleine Auswahl:

- Stellen Sie sich locker hin, halten Sie die Hände mit den Handflächen zueinander und schwingen Sie sie nun synchron in einem Bogen nach oben hin und her.

- Danach zeichnen Sie in der Luft mit den Händen einen Bogen nach unten.
- Schließlich schwingen Sie die Hände, sodass in der Luft eine querliegende Acht geschrieben wird.
- Danach führen Sie die Hände auseinander und zusammen, auseinander und zusammen.

Die Wirksamkeit von Qigong ist in Studien bewiesen worden: Bei Probanden wurden nach der Durchführung von Qigong-Übungen im EEG positive Veränderungen beobachtet.

Und noch ein Tipp aus der chinesischen Medizin: Wer unter einer beginnenden Erkältung leidet, aber noch nicht richtig krank ist, kann sich mit einem speziellen chinesischen Tee helfen. Dieser liefert dem Organismus Wärme und Energie, die Krankheitserreger werden bekämpft, das Wohlbefinden wiederhergestellt.

Hier das Rezept:

Zu gleichen Teilen Holunder- und Lindenblüten (aus der Apotheke) mischen und einen Esslöffel davon in eine Kanne geben. Dann eine Zimtrinde und fünf dünne Scheiben einer Ingwerwurzel in einem halben Liter Wasser aufkochen und mit dieser Flüssigkeit die

Schattenboxen Wenn Sie total gestresst sind, wenn Sie sich seelisch und körperlich schlecht fühlen, dann können Sie sich ganz schnell wieder mit einer einfachen Übung aus der chinesischen Medizin aufbauen: mit Schattenboxen. Stellen Sie sich locker hin, hören Sie anregende Musik, ballen Sie die Hände zu Fäusten und schlagen Sie damit in der Luft wild umher, als ob Sie gegen die Luft boxen wollten. Achten Sie darauf, dass Anspannung und Entspannung wechseln, dass Sie wirklich in der Luft einen Widerstand, den Sie sich vorstellen, kraftvoll überwinden.

Teemischung in der Kanne übergießen. Das Ganze zehn Minuten ziehen lassen, durchseihen, mit etwas Honig süßen, in kleinen Schlucken trinken.

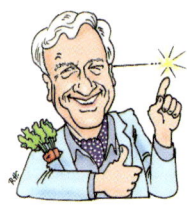

Übrigens Wenn Sie die Erkältung in drei Tagen loswerden wollen, dann streichen Sie sämtliche Kohlenhydrate und jegliches Fett. Essen Sie ausschließlich Gemüse und wenig mageres Fleisch. Ganz wichtig: reichlich trinken, mindestens 2,5 Liter täglich.

Der tägliche Kaffee gegen Verspannungen

Der Lichtblick an einem langen, aufreibenden Arbeitstag – die Pause mit einer guten Tasse Kaffee: das perfekte »kleine Glück«, eine wahre Arznei für Seele und Körper. Die Pluspunkte der Kaffeepause liegen auf der Hand: Stressabbau, Linderung von Verspannungen und Verkrampfungen, vor allem im Nacken- und Schulterbereich. Danach geht's mit neuem Schwung und neuer Kraft an die Arbeit.

Das freut alle Kaffeefreunde: Kaffee ist seinem Ruf zum Trotz nicht automatisch ungesund – sofern er in Maßen getrunken wird. In Maßen bedeutet dabei: zwei bis vier Tassen pro Tag. Bei zu niedrigem Blutdruck kann Kaffee sogar helfen.

Eine Studie aus Holland hat ganz aktuell ergeben, dass man sich

Kaffee treibt Wichtig zu wissen: Kaffee treibt sehr. Trinken Sie daher nach jeder Tasse Kaffee ein Glas Wasser. Da sind dann auch die Nieren glücklich.

auch um seinen Cholesterinspiegel keine Sorgen machen muss, wenn man täglich nicht mehr als fünf bis sechs Tassen Kaffee trinkt. Der muss allerdings mit Papierfilter zubereitet sein. Bei Kaffee aus Maschinen ohne Filter sieht's schon anders aus, da kann der Cholesterinspiegel um etwa zehn Prozent ansteigen.

Die Erklärung: Bohnenkaffee enthält außer Koffein auch noch die Substanzen Cafestol und Kahweol, die den Fettstoffwechsel der Leber stören und damit das schädliche LDL-Cholesterin erhöhen. Und beide Stoffe können ungehindert durch die Siebe der Kaffee- und Espressomaschinen dringen, während sie bei Filterkaffee im Papierfilz der Filter zurückbleiben. Auch im Instantkaffee sind diese Stoffe kaum noch enthalten.

Die heilende Kraft der Musik

Musik ist viel mehr als nur ein Genuss für die Ohren, sie hat auch heilsame Wirkung auf alle Stressgeplagten unter uns. Musik bedeutet Entspannung und Auftanken. Sich zurückziehen und in Ruhe seine Lieblingsmusik zu hören, kann das perfekte »kleine Glück« sein. Man ist schlecht drauf, hat Kopfschmerzen, ist völlig verspannt, fühlt sich einfach nicht wohl – und hört Musik. Und fühlt sich mit einem Mal besser. Wie kann das sein?

Schon in der Antike hat man der Musik magische Kräfte zugeschrieben, weil sie nachweislich stimmungsaufhellend wirken kann. Im 9. Jahrhundert bereits setzten arabische Ärzte die Musik als Therapie gegen verschiedene Krankheiten ein.

Und dieses Wissen ist auch heute noch aktuell. Namhafte Wissenschaftler haben in Untersuchungen nachgewiesen: Es gibt die heilende Kraft der Musik, Musik ist wichtig für Gesundheit, Fitness,

Vitalität und Wohlbefinden. Aber, ganz wichtig – es muss Musik sein, die beruhigt, die als angenehm empfunden wird und die nach ganz bestimmten Gesichtspunkten komponiert und aufbereitet wurde. Worin besteht nun die Heilkraft der Musik? Auf Anregung von Herbert von Karajan wurde vor Jahren an der Universität Wien geforscht und herausgefunden, dass sanfte, fließende Melodien und ruhige Musik positive Mechanismen in unserem vegetativen Nervensystem auslösen. Im Gehirn entstehen sogenannte Polypeptide, Botenstoffe, die für Entspannung, Glück und Wohlbefinden sorgen.

Interessant ist ein Blick auf die Wirkung der Musik der verschiedenen Komponisten und Stilrichtungen auf die menschliche Seele:

- Lieder von Franz Schubert können Liebeskummer, Frust und Stress bekämpfen.
- Musik von Johann Sebastian Bach – vor allem seine *Toccata* – kann schwache Nerven stärken.
- Der *Bolero* von Ravel vermag depressive Zustände zu lindern oder unter Umständen ganz zu heilen.
- Beethovens *Mondscheinsonate* wirkt gegen Stress.
- Chopins *Nocturnes* oder Tschaikowskis *Schwanensee* senken zu hohen Blutdruck.
- Bei Schlafstörungen wirkt das *Wiegenlied* von Brahms. Es wurde von ihm ganz bewusst als Einschlafhilfe erschaffen und in der Folge von ihm mehrmals umgeschrieben, bis ihm Eltern bestätigten: Es wirkt. Seither haben Millionen Mütter und Väter mit diesem Lied ihre Kinder in den Schlaf begleitet.
- Musik von Mozart macht Schmerzen bei der Zahnbehandlung und Zahnschmerzen allgemein erträglicher.
- Mit Walzermusik von Johann Strauß und mit Schuberts *Ave Maria* stärkt man die Nerven.

- Evergreens und Oldies wirken wunderbar gegen Konzentrationsstörungen und machen auch bei wenig Schlaf fit.
- Sanfte Barmusik kann bei einer Gastritis zu einer schnelleren Heilung führen.
- Charleston vertreibt schlechte Laune.

Eine ganz besondere Rolle in der Arbeit mit Musik und ihren Auswirkungen auf die Gesundheit kommt dem 1972 auf Initiative von Sir Yehudi Menuhin gegründeten Internationalen Zentrum für Musiktherapie in Paris zu. Seither arbeiten Wissenschaftler, Psychologen, Psychotherapeuten und Ärzte in aller Welt mit mehr als vierhundert medizinischen Zentren und Kliniken zusammen. Ein wichtiger Punkt ihrer Arbeit: In ihrem Auftrag werden von namhaften Musikkomponisten Melodien und Rhythmen erarbeitet, die man gegen viele Erkrankungen und Befindlichkeitsstörungen einsetzt. So sind spezielle Musikstücke entstanden, die sich als Therapie gegen Verspannungen, Ängste, depressive Verstimmungen, Erschöpfung und vieles andere bewährt haben, mit denen man aber auch die natürlichen Abwehrkräfte stärken und Gesundheits-

Selber singen Wie wäre es mal mit selber singen? Nicht nur Musikhören, auch selber singen ist gesund. Beim Singen kann man Stress und Ängste abbauen, denn dabei werden im Körper die oben genannten Botenstoffe ausgeschüttet. Sie aktivieren die Produktion von Glückshormonen und die Immunabwehr. Singen stärkt Atemwege, Herz und Magen und hilft gegen Kopfschmerzen, Migräne und Rheuma. Studien der Freien Universität Berlin haben gezeigt: Auch aktives Musizieren stärkt die Konzentration und macht geistig fit. Ganz besonders kann man das bei Schulkindern beobachten.

vorsorge betreiben kann. Man kann diese Musikarrangements seit kurzer Zeit unter der Bezeichnung »Musik & Gesundheit« auf CD im Musikhandel kaufen. Insgesamt gibt es dreißig verschiedene CDs zur Auswahl, jede mit einer anderen Wirkung auf die Gesundheit. Besonders erfolgreich sind Musikstücke, die speziell für Kinder komponiert worden sind: für ein besseres Einschlafen oder für den Abbau von Ängsten und Schulstress.

Wer Musik erfolgreich als Therapie anwenden will, muss einiges beachten:

- Nehmen Sie sich mindestens fünfundzwanzig Minuten Zeit.
- Sorgen Sie dafür, dass Sie sich die Musik ungestört, am besten allein, anhören können. Auch das Läuten des Telefons kann ablenken!
- Sie sollten dabei nichts tun, nur zuhören. Wer sich schlecht konzentrieren kann, sollte die Musik über Kopfhörer hören.
- Setzen Sie sich locker hin, schließen Sie die Augen. Das hilft Ihnen, sich voll und ganz in die Musik hineinzudenken.
- Tragen Sie bequeme, lockere Kleidung.
- Genießen Sie die Musik nicht mit leerem, aber auch nicht mit zu vollem Magen.
- Wenn die Musik zu Ende ist, dann lassen Sie vorerst Stille auf sich wirken. Stürzen Sie sich nicht sofort wieder in den Trubel und in die Hektik des Alltags.

Gesundes Schlafen

Dass viel nicht immer unbedingt viel bringt, jedenfalls was das Schlafen angeht, beweist eine aktuelle Studie der Universität von San Diego. Es ist gesünder, erholsam, dafür aber kürzer zu schlafen, als ein ausgedehnter und dafür vielleicht unruhiger Schlaf. Sieben Stunden reichen völlig. Ein Trost für all jene, die in heißen Sommernächten sowieso nicht lange schlafen können: Gerade in der schönen Jahreszeit kommt der Mensch mit weniger Schlaf aus. Erholsame Siesta: Wenn es im Sommer so richtig heiß wird, sollten Sie es den Bewohnern des Mittelmeerraumes nachmachen und in Ihrer Freizeit irgendwo im Schatten ruhen und richtig faul sein.

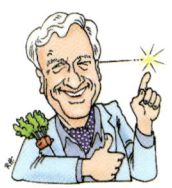 **Gut zu wissen** Wer eine Zeit lang gegen seinen Biorhythmus gelebt, zu wenig oder zu viel geschlafen hat, der hat oft ein Defizit an Glückshormonen im Gehirn, kämpft mit schlechter Laune oder depressiver Stimmung. Ein hilfreiches Mittel dagegen: Gehen Sie einige Zeit richtig früh, gegen zwanzig Uhr, zu Bett und stellen Sie den Wecker auf drei oder vier Uhr morgens. Am Morgen genießen Sie die ersten Sonnenstrahlen. Meistens hebt das die negative Stimmung.

Traumhaft gesund

Das ist kein Geheimnis: Schlafen ist nicht nur schön, sondern auch wichtig für unsere Gesundheit. Möglichst ruhig, tief und ungestört sollte ein erholsamer Nachtschlaf sein. Ebenso wichtig für unsere Gesundheit ist – das Träumen. Es ist nicht übertrieben, Träumen als Naturarznei zu bezeichnen.

Dem Mittelalter und Sigmund Freud sei Dank – Träume galten von jeher als etwas Geheimnisvolles, Unheimliches. Seit dem Mittelalter gibt es die Traumdeutung, später waren dann die Traumanalysen von Freud bahnbrechend. Heutige Wissenschaftler aber sehen Träume ganz nüchtern: Jeder Mensch träumt jede Nacht. Das ist für ihn lebenswichtig. Wer behauptet, nichts geträumt zu haben, kann sich schlicht und ergreifend nur nicht an den Traum erinnern. Man träumt jede Nacht sogar mehrere Träume. Die Aufgabe des Träumens ist klar: das Gehirn sozusagen von geistigen Abfallprodukten und Schlackenstoffen, die sich im Laufe des Tages im zentralen Nervensystem in Form einer schädlichen biochemischen Substanz angesammelt haben, zu säubern, sie abzubauen. Die Bezeichnung der Träume als »Müllabfuhr des Gehirns« ist da mehr als zutreffend. Außerdem verarbeiten wir beim Träumen unbewältigte Probleme des Tages und bereiten sie auf.

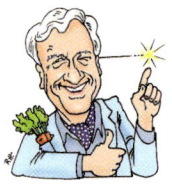 ***Übrigens*** Studien in den USA haben erwiesen, dass Menschen, die am Träumen gehindert werden, auf Dauer seelisch und körperlich krank werden. Wer nicht träumen darf, kann nicht leben. Für diese Studien wurden Versuchspersonen an Elektroden angeschlossen, mit denen all ihre Reaktionen, ihr Denken in einen Computer gespeichert und auf einem Monitor sichtbar gemacht wurden. Man ließ die Probanden einschlafen, weckte sie aber immer dann, wenn sie von der Tiefschlafphase in die anschließende REM-Schlafphase eintraten, wo die meisten Träume stattfinden. Die Folgen waren erschreckend. Ohne Traumphasen wiesen die Testpersonen bald Symptome auf, die als Vorboten von körperlichen und seelischen Erkrankungen gelten können. Eindeutige Schlussfolgerung: Wer in einer lauten Umgebung lebt, wo nicht nur der Schlaf, sondern auch die Traumphasen gestört sind, kann binnen weniger Jahre sehr krank werden. Die typischen Leiden: Kopfschmerzen, Migräneanfälle, Nervosität, Aggressivität, depressive Verstimmungen, Atemnot, Herz-Kreislauf-Störungen, Durchblutungsstörungen.

Leider sind weder Alkohol, jedenfalls zu viel davon, noch Medikamente eine gute Schlafhilfe, denn dadurch werden die Traumphasen gestört und verkürzt. Gedanken und Eindrücke des vergangenen Tages können nicht verarbeitet werden und belasten so auch noch den nächsten Tag.

Zum Glück kann jeder von uns kann selbst eine Menge dazu beitragen, dass er ruhig und tief schläft und ungestört seine Traumphasen erleben kann. Zu einem gesunden Schlaf gehören im Laufe einer Nacht von dreiundzwanzig bis sieben Uhr früh insgesamt fünf bis sechs Tiefschlafphasen und fünf REM-Traumphasen.

Tipps für den richtigen Schlafrhythmus:

- Essen Sie zwei Stunden vor dem Zubettgehen nichts mehr, mit einem vollen Magen schläft es sich nicht gut.
- Gehen Sie möglichst immer zur gleichen Zeit schlafen.
- Lüften Sie das Schlafzimmer. Die ideale Raumtemperatur: 18 bis 20 °C.
- Rauchen Sie abends nicht mehr, und schon gar nicht im Schlafzimmer.
- Tragen Sie Nachtkleidung aus Naturfasern.
- Schlafen Sie auf einer Gesundheitsmatratze und benützen Sie eine leichte, atmungsaktive Bettdecke.

Einschlaftipps Wenn Sie dennoch Probleme mit dem Einschlafen oder Durchschlafen haben, dann setzen Sie nur natürliche Schlafhilfen ein: Honigmilch, Baldriantee oder Beruhigungskapseln mit Baldrian, eine Tasse Melissentee mit zwei Teelöffeln Melissengeist, eine Tasse Lavendeltee. Chemische Schlafmittel sind zwar wirksam, aber auch gefährlich: Sie machen in kürzester Zeit abhängig.

Nicht nur für Kinder eine Freude: Märchen

Eine wohlige Erinnerung aus der Kindheit: sich Märchen vorlesen oder erzählen zu lassen. Halten Sie an dieser Erinnerung fest und geben Sie sie weiter: Indem Sie Ihren eigenen Kindern welche vorlesen. Märchen, die Erwachsene und Kinder gemeinsam erleben, sind zweifelsohne ein »kleines Glück«. Halten Sie für Ihre Kinder den Märchen trotz dem erschlagenden Angebot an Filmen auch weiterhin die Treue. Nach Ansicht von Kinderpsychologen und Ärzten wären unsere Kinder heute weniger krank, wenn ihnen mehr Märchen vorgelesen und erzählt würden. Und nicht nur das: Auch die Erwachsenen würden sich oft besser fühlen. Das Wichtige an Märchen ist für Kinder, dass am Ende immer das Gute siegt. Untersuchungen der Psychiatrischen Universitäts-Klinik in Freiburg und der Universitätsklinik für Neuropsychiatrie des Kindes- und Jugendalters in Wien haben ergeben:

- Jeden Tag fünfzehn Minuten lang ein Märchen, vorgelesen von den Eltern oder Großeltern, schafft eine enge Verbindung zum Kind. Die Kleinen schlafen danach besser und tanken Lebenskraft. Auch haben sie weniger Allergien und Hautprobleme. Ein Beispiel: Kinder, die an Neurodermitis leiden, weisen eine deutliche Verbesserung ihres Leidens auf, wenn sie täglich Märchen vorgelesen bekommen.

- Märchen regen die Fantasie der Kinder für den Alltag an, machen kreativ und bauen Aggressionen ab. Kinder lernen, über die Grenzen der Realität hinaus zu denken.

- Märchen beugen depressiven Verstimmungen vor, steigern die Lernfreudigkeit der Kinder in der Schule.

- Märchen stärken den Verdauungstrakt, Herz und Kreislauf.

GUT GEÖLT LÄUFT'S BESSER

Aber bitte, liebe Eltern, sehen Sie es nicht als Belastung an, sondern gehen Sie die Märchenstunde mit Freude an, denn Sie werden sehen: So eine Märchenstunde ist nicht nur eine Bereicherung für das Kind, sondern auch für Sie – Sie können sich dabei von jeglichem Alltagsstress erholen.

Ätherische Öle gegen Umweltstress

Leider nehmen die Umweltbelastungen immer mehr zu, und zwar nicht nur jene, die wir sehen, riechen oder schmecken können, sondern auch diejenigen, die wir nicht mit den Sinnen erfassen können, nämlich der Elektrosmog, eine Folge von intensiver Telekommunikations- und Computernutzung.

Ein Trost: Man kann etwas dagegen tun, auf ganz natürliche und noch dazu geruchstechnisch sehr angenehme Weise: durch Lavendelblüten. Ihre ätherischen Öle sind sehr wirksam im Kampf gegen den Elektrosmog, wie Naturwissenschaftler der Universität von Texas nachgewiesen haben. Besonders empfehlenswert für all jene, die viel mit dem Mobiltelefon telefonieren, stundenlang am Computer sitzen, zwischendurch schnell mal was in der Mikrowelle aufwärmen und abends Fernsehen gucken – sie sollten zwischendurch immer wieder ein paar Tropfen Lavendelöl (aus der Apotheke) an den Schläfen, auf der Stirn oder im Nacken verreiben.

Rosenduft beruhigt Auch die ätherischen Öle der Rose wirken beruhigend und entspannend und fördern den Schlaf. Tipp: im Wohn- und im Schlafzimmer ein Schälchen mit einem feuchten Wattebausch aufstellen, darauf fünf Tropfen Rosenöl (aus der Apotheke) geben. Das fördert ein entspanntes Raumklima, beim Einatmen nimmt man die beruhigenden Öle auf.

Entspannt am Arbeitsplatz

Ganz fatal sind Stress und seine Folgen natürlich vor allem am Arbeitsplatz. Man steht total unter Druck, hat viel zu tun und muss eigentlich auf Knopfdruck funktionieren. Und dann passiert es: Man ist völlig blockiert, nichts geht mehr – und man gerät natürlich erst recht unter Druck. Damit man die Blockaden möglichst schnell löst und wieder einsatzfähig wird, hier ein paar Tipps.

Sonnenwonne: Wer einen anstrengenden Vormittag am Arbeitsplatz hinter sich hat und sich gestresst und müde fühlt, der wendet den einfachsten Trick der Welt an: einfach für mindestens zehn Minuten hinausgehen und sich die Sonne auf Gesicht und Hände scheinen lassen – das wirkt Wunder: Man fühlt sich danach viel besser.

Kopfkino bei Stress: Es gibt so Tage, da fühlt man sich vor lauter Aufgaben und Terminen schier erdrückt, total überfordert. Doch bevor man vollends den Mut verliert, dem lieber schnell einen Riegel vorschieben: Lassen Sie in Ihrem Kopf einen Film ablaufen – stellen Sie sich ein Sonnenbad an einem einsamen Strand vor oder ein Abendessen mit lieben Freunden. Das gibt schnell wieder Kraft.

Schneller Stressabbau: Ganz einfache Übung, um dem Stress keine Chance zu geben: beide Hände auf einen Schreibtisch oder auf einen Fotokopierer legen und so weit nach hinten treten, dass Arme und Oberkörper gestreckt sind. Den Kopf locker hängen lassen. Strecken Sie sich, bis Sie im gesamten Rücken ein Ziehen verspüren. Tief atmen. Die Übung auflösen. Die Übung drei- bis viermal wiederholen. In fünf Minuten ist man wieder völlig entspannt.

Akupressur: Wer tagsüber viel Ärger und Stress hat, sollte sich dennoch – oder gerade deswegen – Zeit für einen kurzen chinesischen Akupressurgriff nehmen. Der macht stark gegen Stress und Stressfolgen. Der entscheidende Punkt dafür liegt unmittelbar unterhalb der Unterlippe in der Mitte des Kinns. Hier setzen Sie den Zeigefinger der rechten Hand an, klopfen und massieren sanft in kreisenden Bewegungen. Ein anderer wirkungsvoller Akupressurgriff liegt am Punkt H3 am Ende der Ellbogenfalte an der Innenseite, am Knochen. Dort den Daumen der anderen Hand ansetzen, den Unterarm hochklappen und an dem Punkt fest ein bis zwei Minuten massieren. Mehrmals wiederholen. Das regt die Produktion von Botenstoffen gegen negatives Denken an und verschafft so gerade nach zu viel Arbeit und bei Erschöpfung ein Glückserlebnis. Und man braucht dafür noch nicht einmal vom Schreibtisch aufzustehen.

Kamille gegen Ärger: Leider keine Seltenheit: Ärger über die lieben Kollegen und den Chef. Das greift die Nerven an. Helfen kann – Kamillentee! Das haben britische Forscher herausgefunden. Kamillentee enthält große Mengen der Aminosäure Glycin. Und die stärkt und entspannt die Nerven. Also – nicht nur bei Magenbeschwerden, sondern auch bei Stress und Ärger zu Kamillentee greifen.

Noch ein Hausrezept: Auch das ist leider gar nicht so selten. Man schuftet den ganzen Tag, steht unter Strom – und dann hat man plötzlich einen Einbruch, kann nicht mehr. Jetzt tut rasche Abhilfe Not: zwei Tropfen Zimtöl (aus der Apotheke) mit einem Esslöffel Honig mischen und dieses Elixier langsam auf der Zunge zergehen lassen.

Noch mehr Entspannungstipps

Man kann noch mehr tun, um runterzukommen, um dem Stress keine Chance zu geben. Ein Spaziergang, die klassische Milch mit Honig, ein entspannendes Bad, ein paar Hausmittelchen – den hilfreichen Tipps sind kaum Grenzen gesetzt.

Entspannen und genießen Unbezahlbar: der Spaziergang an der frischen Luft, wann immer Zeit, Wetter und Gelegenheit es zulassen. Atmen Sie die Düfte der Natur ein – gerade im Frühling besonders hilfreich. Viele dieser Düfte sind verwandt mit biologischen Lockstoffen. Wenn sie durch unsere Nase ins Gehirn gelangen, lösen sie dort Glücksgefühle aus. Darum sind wir an manchen Frühlings- und Frühsommertagen besonders gut gelaunt.
Lassen Sie die Natur auf sich wirken. Nehmen Sie sich Zeit dafür. Beobachten Sie einen Regentropfen, wie er über ein Blatt läuft und dann zu Boden fällt. Erleben Sie einen Baum, dessen Äste sich im Wind wiegen. Versenken Sie Ihre Blicke im schäumenden Wasser eines tosendes Wasserfalles. Lassen Sie sich treiben wie die Wolken am Himmel.

Runterkommen und cool bleiben Es gibt sie einfach, diese Tage, an denen man gereizt und streitlustig ist. Zum Glück gibt es dagegen auch verschiedene einfache Mittel, z. B. den Verzehr einer reifen Avocado – das baut Aggressionen ab.
Aber auch ein Kräutertee kann beruhigend wirken: Mischen Sie je 20 g Haferstroh, Kamillenblüten und Melissenblätter, 15 g Heidekraut und Passionsblume. Zwei Teelöffel davon mit 250 ml kaltem Wasser ansetzen, einmal aufkochen, zehn Minuten ziehen lassen, durchseihen. Täglich drei Tassen davon trinken.

Oder trinken Sie Wasser mit Honig: zweimal am Tag ein Glas Wasser mit einem Teelöffel Honig verrühren und trinken. Lassen Sie jeden Schluck lange im Mund. Das beruhigt wunderbar. Schöner Nebeneffekt: Auch das Herz wird gestärkt.

Nach einem anstrengenden Tag, an dem man nicht abschalten kann und keine Ruhe zum Einschlafen findet, können ein paar Tropfen Melissen- oder Rosmarinöl auf das Kopfkissen geträufelt Wunder wirken. Und duften tut es auch noch gut.

Noch ein wirksames Rezept aus der Natur: Lassen Sie jeweils 50 g Hopfenzapfen und Haferkraut, 80 g Gänsefingerkraut und 40 g Silberweisenblätter in der Apotheke mischen. Drei gehäufte Esslöffel davon werden mit einem halben Liter dunklem Bier aufgekocht. Das Ganze fünfzehn Minuten ziehen lassen und dreißig Minuten vor dem Zubettgehen trinken.

Balsam für die Nerven Total verlockend nach einem nervenaufreibenden Tag: ein erholsames Wannenbad. Aber auch eine entspannende Massage oder eine ausgiebige Dusche wirken auf Körper und Seele Wunder. Die ideale Zeit dafür ist zwischen siebzehn und achtzehn Uhr, denn da reagieren Haut und Muskeln am besten auf die Massage und auf das warme Wasser. Und unsere Sinne können die Düfte von Badezusätzen besonders genießen und aufnehmen. Ins nicht zu heiße Badewasser (38 °C) einen Spezialmix geben. Erwärmen Sie eine Tasse Bienenhonig im Wasserbad und verrühren Sie den Honig dann mit einem halben Liter warmer Milch. Geben Sie diese Mischung ins Badewasser und baden Sie fünfundzwanzig Minuten darin. Danach dreißig Minuten im Bett ruhen.

Lavendelbad: Um ruhig und entspannt zu Bett zu gehen, hilft ein Lavendelbad. Überbrühen Sie eine Handvoll Lavendelblüten mit zwei Liter kochendem Wasser. Zehn Minuten zugedeckt ziehen lassen. Durchseihen und ins Badewasser gießen. Zwanzig Minuten darin baden.

Gesund schwitzen: Diese Schreckensmeldung hat Millionen Saunafreunde schockiert – Saunieren soll dumm machen. Dabei haben Untersuchungen der Uni Erlangen lediglich ergeben, dass man nach zwei Saunagängen durch die Hitze vorübergehend geistig blockiert ist. Das aber gibt sich rasch wieder, wenn man viel Wasser trinkt. Was bleibt ist: Man kann in der Sauna herrlich abschalten und Stress abbauen – ganz abgesehen von den sonstigen positiven Auswirkungen auf den Organismus.

Wichtig: Verwöhnen Sie sich. Befassen Sie sich ausführlich und in aller Ruhe mit Ihrem Körper. Nur wer seinen Körper akzeptiert und liebt, so wie er ist, kann glücklich sein. Und noch etwas: Vergleichen Sie sich nie mit anderen Menschen.

So wie Sie sind, ist niemand anderes außer Ihnen. Erkennen Sie sich als einzigartiges Geschöpf auf dieser Welt und freuen Sie sich darüber.

Kopfweh muss nicht sein!

Kopfschmerzen kann man nun wirklich nicht gebrauchen, wenn man konzentriert und leistungsfähig sein muss. Deshalb der häufige Griff zu Schmerztabletten. Doch halt, es geht auch anders: Steigen Sie auf Ihr Zimmerfahrrad bzw. Ergometer, wenn Sie eines haben, und treten Sie in die Pedale. Oder machen Sie in Rückenlage Radfahrbewegungen. Radfahren fördert die Produktion von natürlichen schmerzlindernden Substanzen.

Ebenfalls sehr wirkungsvoll: Gesichtsgymnastik. Das geht so: Ziehen Sie Ihre Stirn fünf Sekunden lang fest in Falten. Dann entspannen Sie sich wieder. Die Übung fünf- bis zehnmal wiederholen. Der Wechsel von Spannung und Entspannung wirkt wie ein Medikament, weil dabei die Schmerzleitung in den Nerven gestört wird. Auf diese Weise vergeht die Schmerzattacke meist schnell und das auch noch völlig ohne Nebenwirkungen.

Sonntag – Kuschelzeit Herrliche Aussichten für ein kuscheliges Wochenende voller Zweisamkeit: Jetzt sollten Sie sich etwas Zeit füreinander nehmen und Ihrer Partnerin oder Ihrem Partner eine ausgiebige Massage gönnen. Diese löst Muskelverspannungen in Nacken und Schultern und sorgt für beiderseitiges Wohlbefinden. Als Massageöl empfehlen sich hochwertiges Lavendel- oder Johanniskrautöl.

Wichtig: Massageöle sollte man nie direkt auf die Haut geben und einmassieren, sondern das Öl vorher anwärmen oder mit den Händen etwas vorwärmen. Erst dann massiert man es von der Hand in die Haut: mit Streicheln, Reiben, Klopfen, Kneten. Eine gute Massage sollte mindestens dreißig Minuten dauern, damit man auch richtig entspannen kann. Danach hüllt man sich in einen angewärmten Bademantel und kuschelt sich wohlig ins Bett oder aufs Sofa. Gibt es etwas Schöneres?

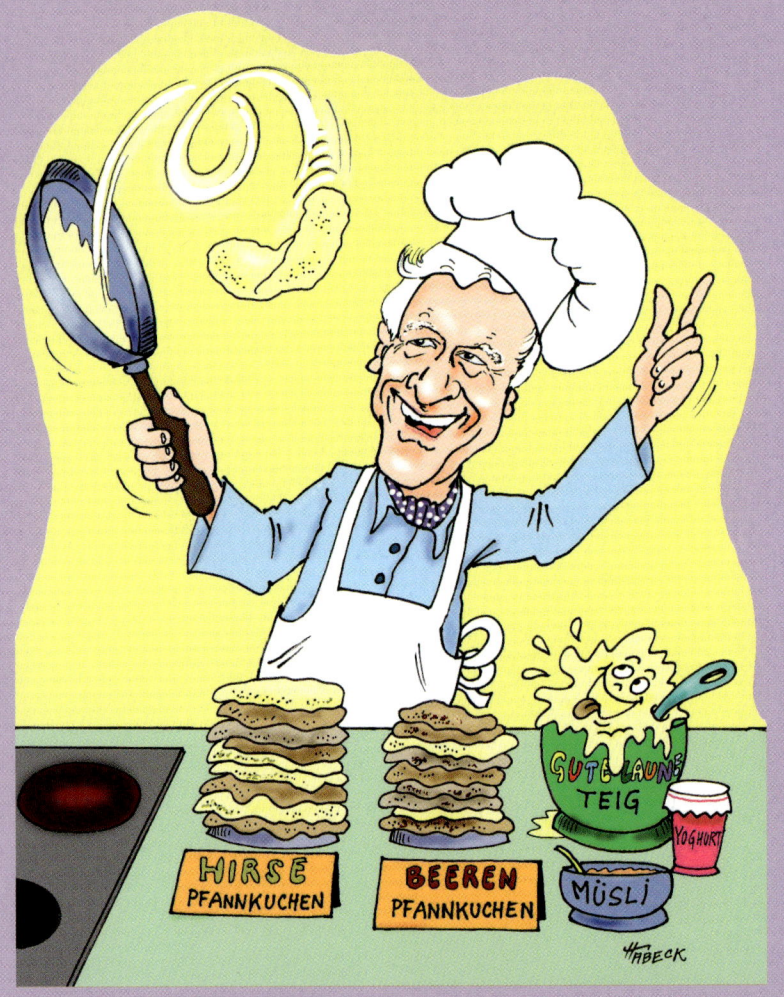

Meine besten Gute-Laune-Rezepte

Der Ehemann kommt vom Arzt nach Hause. Seine Frau will wissen: »Was für ein Rezept hat er gegen deine gesundheitlichen Probleme?« Der Ehemann berichtet: »Er hat mir zwei Maßnahmen verordnet: Höhenluft und viel Bewegung.« Da strahlt die Ehefrau: »Wunderbar! Da kannst du auf den Dachboden klettern, dort aufräumen. Und nimm gleich die nasse Wäsche zum Aufhängen mit!«

Fragt ein Freund den anderen: »Ich möchte abnehmen, aber ich weiß nicht, was für mich das Richtige ist: Tabletten oder Sport?« Da meint der andere: »Weder noch. Ich weiß ein viel besseres Rezept: Abends kein Fernsehen, sondern Radio.« »Und davon wird man schlank?« »Und wie: Ich habe erst gestern in der Zeitung gelesen: Seit Bestehen des Fernsehens nehmen abends die Radiohörer ständig ab!«

Das sind zwei Rezepte, die Sie, liebe Leserinnen und Leser, ein wenig zum Schmunzeln bringen sollen. Als kleine Hilfe für gute Laune. Im Folgenden aber präsentiere ich Ihnen richtige, einfache und praktische (Koch-)Rezepte, die tatsächlich die gute Laune fördern und die Produktion von Glückshormonen aktivieren. Angefangen bei Ananas und Banane, über Hirse und Mais bis zu Spargel und Spinat.

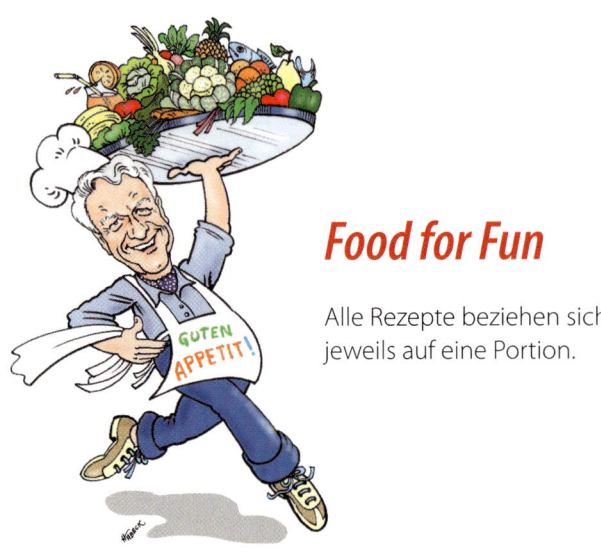

Food for Fun

Alle Rezepte beziehen sich
jeweils auf eine Portion.

Gesund und munter mit Ananas

Die Ananas enthält – abgesehen von den Vitaminen E, Biotin und
B12 – sämtliche Vitamine, Mineralstoffe und Spurenelemente,
welche die Natur anzubieten hat – der perfekte Muntermacher
und Energielieferant.

Ananas mit Putenbrust 1/2 gehackte Zwiebel in etwas heißem Öl
goldgelb andünsten. 200 g Sauerkraut mit 3 EL Weißwein und 4 EL
Gemüsebrühe zwanzig Minuten gar kochen. Danach 100 g fein
gehacktes rohes Sauerkraut mit 1/2 Tasse Ananaswürfel verrühren,
mit Salz und Pfeffer würzen. Mit einer halben gegrillten Putenbrust
servieren.

Gut drauf mit Avocado

Wenn »dicke Luft« herrscht, greifen Sie zur Avocado. Sie ist eine wirksame Naturmedizin gegen schlechte Laune. Neben Folsäure, Vitamin C und E, Kalium und Ballaststoffen versorgt uns die Avocado mit vielen weiteren Vitalstoffen.

Avocado mit Spiegelei und Tomatensauce 1 kleine Zwiebel schälen, in 1 EL Öl dünsten, 1/2 zerdrückte Knoblauchzehe und 1/2 Paprikaschote zugeben. Zugedeckt bei schwacher Hitze fünfzehn bis zwanzig Minuten dünsten.
200 g Tomaten in Streifen schneiden, zur Zwiebelmasse dazugeben. Mit Salz, Zucker und Zimt würzen. Die Sauce dicklich einkochen. 1 Spiegelei braten, die Avocado in Spalten schneiden. Die Tomatensauce in eine Schale füllen, das Spiegelei daraufgeben und rundum Avocadospalten legen. Mit Petersilie und Schnittlauch bestreuen.
Eventuell 1 Scheibe Weißbrot dazureichen.

Avocado gefüllt mit Frischkäse 1 Avocado waschen, trocknen und ins Eisfach des Kühlschrankes legen. 60 g Doppelrahm-Frischkäse mit 1 TL Senf und 1 EL Sahne verrühren. 2 Walnüsse zum Garnieren aufheben. 6 weitere Walnüsse hacken und mit 2 EL gehäuteten, gehackten Pistazien zur Käsemasse geben. Gut mischen und mit je 1 Prise edelsüßem Paprikapulver und weißem Pfeffer würzen. Die kalte Avocado der Länge nach durchschneiden, das Fruchtfleisch mit Zitronensaft beträufeln. 2 Käsekugeln formen und je eine auf eine Avocadohälfte legen. Mit dem Rest der Käsemischung die Avocado garnieren. Auf jede Käsekugel 1 Walnuss legen. Danach 2 Tassen Kräutertee.

Vollendetes Glück: die Banane

Die Banane ist laut Weltgesundheitsorganisation die »Frucht der Früchte«, weil man sich viele Tage allein von Bananen ernähren könnte, ohne Mangel zu leiden.

Banane mit Joghurt und Hühnerbrust 1 Banane, 1 Birne und 1 Apfel schälen und in kleine Würfel schneiden, mit Zitronensaft beträufeln, gut vermischen und mit 1 Becher Magerjoghurt verrühren. Dazu 150 g gebratene oder gekochte Hühnerbrust.

Bananendessert 1 Banane schälen und der Länge nach in 2 Hälften schneiden. Auf einen Teller legen, 125 ml warme Vanillesauce oder 125 g kalten Vanillejoghurt daraufgeben und 2 EL Erdbeer- oder Kirschmarmelade darauf verteilen, danach 1 Tasse Kakao.

Bananen-Obstsalat 1 Banane schälen und in Scheiben schneiden. 1/4 frische Ananas schälen und in kleine Würfel schneiden. Alles in eine Schüssel geben und mit 250 g Vanillejoghurt mischen. 3 Datteln klein hacken und zusammen mit 2 EL Rosinen auf den Obstsalat streuen.

Einfach beerig gut

Beeren sind Vitamin-C-Bomben mit viel Geschmack. Besser können Energie und gute Laune nicht schmecken.

Beeren-Müsli 2 bis 3 EL Dinkelflocken, 100 g Erdbeeren oder tiefgekühlte gemischte Beeren, 1 TL Sesamsamen, 1 TL Honig, 1 Becher Naturjoghurt.

Beeren-Shake 150 ml Milch mit 2 bis 3 EL Himbeeren, etwas Vanille-zucker und 1 Prise Zimt mixen und in einem Longdrinkglas servieren.

Beeren-Pfannkuchen 200 ml Buttermilch mit 2 Eiern, 2 EL Rapsöl, 100 g Mehl, 1 TL Natron, 1 Prise Salz zu einem Pfannkuchenteig verrühren. Einige frische Himbeeren oder Heidelbeeren unterheben. Aus dem Teig kleine Pfannkuchen in einer Pfanne mit etwas Fett backen.

Beeren-Dessert 250 g Erdbeeren waschen, putzen, pürieren und eventuell durch ein feines Sieb streichen. Etwas Zitronensaft, Honig, 100 g Naturjoghurt, 100 ml Milch und etwas frische Minze unterrühren. 2 Stunden kühl stellen, anschließend servieren.

Alles Gute aus der Bohne

Bohnen sind ein wirksames Mittel gegen Stress. Sie sind reich an Ballaststoffen und hochwertigem pflanzlichen Eiweiß.

Bohnenpüree 200 g weiße Bohnen (aus dem Glas) pürieren. 1/2 klein gehackte Peperoni in 100 ml Rapsöl anbraten und zusammen mit dem Bohnenpüree zu einer Paste verrühren und mit Salz würzen. 2 Scheiben Vollkornbaguette toasten und mit der Hälfte der Paste bestreichen. Die andere Hälfte für nachmittags aufheben.

Bohnen mit Rinderhackfleisch 200 g grüne Bohnen halbieren und in etwas Wasser gar dünsten. 200 g Tomaten dünsten, häuten, zerdrücken und als Mus mit Salbei, Basilikum und Kräutersalz über die Bohnen gießen. 60 g frisches Rinderhackfleisch kurz braten und daruntermischen. Mit einem Spiegelei obenauf servieren. Dazu 1 Glas Tomatensaft.

Bohnen-Thunfisch-Salat 1 kleine Dose grüne Bohnen abtropfen lassen und die Bohnen mit 1 gehackten Zwiebel, 1 Dose Thunfisch, 1 EL gehackter Petersilie, 2 EL Rapsöl und 1 EL Essig mischen. Mit Salz und Pfeffer würzen. Dazu 1 Vollkornbrötchen.

Bohnengemüse 150 g grüne Bohnen waschen und putzen, eventuell halbieren. 1 Knoblauchzehe zerdrücken. Bohnen in Salzwasser blanchieren und abschrecken. Etwas Öl in eine Pfanne geben und den Knoblauch hinzufügen, kurz braten. Bohnen dazugeben und ebenfalls braten. Mit Sojasauce und etwas Zucker würzen. Dazu 1 Scheibe Bauernbrot.

Dattel-Power

Die in Datteln enthaltenen Kohlenhydrate geben unseren Nerven und dem Gehirn lang anhaltende Energie.

Datteln-Beduinen-Speise 1 Tasse Hirse waschen, abtropfen lassen, mit 1 TL Olivenöl in einem Topf anrösten. 7 Datteln entkernen, klein schneiden und dazugeben. 1/2 Apfel schälen, entkernen, in kleine Stücke schneiden und untermischen. Mit 3 Tassen Wasser auffüllen und zum Kochen bringen. Herdplatte abschalten, den Topf zudecken und das Ganze 20 Minuten quellen lassen. Warm servieren.

Datteln-Müsli 3 EL Haferflocken und 1 EL Hirseflocken, 3 entkernte, klein gehackte Datteln, 1 EL Honig, 1 EL gehackte Walnüsse, 1/2 Banane in Scheiben und 4 geviertelte Erdbeeren mischen. Buttermilch oder Joghurt unterheben, 1 Stunde stehen lassen und dann genießen. Dazu 1 Glas Ananassaft.

Datteln im Speckmantel 5 Datteln entkernen, jeweils mit 1/2 Walnusskern füllen. Jede Frucht mit einer hauchdünnen Scheibe Speck umwickeln und mit einem Spießchen befestigen. Mit etwas Rapsöl bestreichen und anschließend grillen. Dazu 1 Dessertschale mit Rote-Bete-Salat (fertig aus dem Glas). Zum Nachtisch 1 entkernte und mit einem Stück Marzipan gefüllte Dattel.

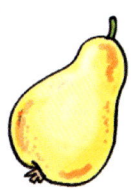

Feigen machen fit

Nur eine von vielen guten Eigenschaften: Die B-Vitamine sowie Glukose und Fruktose stärken die Nerven und aktivieren die Arbeit des Gehirns. Feigen halten somit geistig fit.

Feigen mit Mandeln gefüllt 2 Feigen entstielen, kreuzweise einschneiden und etwas auseinanderdrücken. 2 TL gehackte Mandeln und 1 bis 2 TL braunen Zucker mischen und in die Feigen füllen. Alles unter dem Backofengrill etwa 5 Minuten garen. 50 g Ricotta mit etwas Honig verrühren und dazu servieren.

Feigen mit Parmaschinken und Ziegenfrischkäse 2 Scheiben Parmaschinken dünn mit Ziegenfrischkäse bestreichen und in 8 schmale

Streifen schneiden. 4 getrocknete Feigen halbieren. Jeweils eine Hälfte mit einem Streifen Parmaschinken umwickeln. Dazu 2 dicke Scheiben Vollkornbaguette servieren.

Feigen mit süßer Sahne 4 getrocknete Feigen, 1 Banane, 1 Orange und 1 Apfel in kleine Stücke schneiden, mit 2 EL Honig süßen und mit dem Saft von 1/2 Zitrone vermischen. Mit 1 EL Pinienkernen bestreuen und etwas süße Sahne darübergießen.

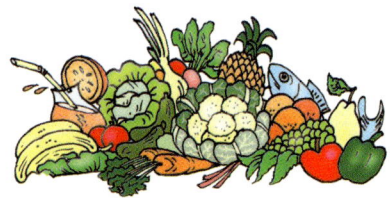

Pimp my Hendl: Mango, Kiwi & Honig

Aus Hähnchenfleisch zaubern wir schnell ein gesundes Gericht, das auch noch gut schmeckt. Mit Mangos oder Kiwis bekommen wir Nerven wie Drahtseile, weil sie uns mit B-Vitaminen versorgen. Kiwis enthalten auch das Anti-Stress-Mineral Magnesium. Das Zusammenspiel der Wirkstoffe im Honig (Vitamine, Mineralstoffe, Spurenelemente, Enzyme, Aminosäuren, pflanzliche Hormone und andere Bioaktivstoffe) macht ihn zu einem Superschutz vor frühzeitigem Altern und vor aggressiven Umweltgiften.

Hähnchenbrust mit Mango 150 g gekochte Hähnchenbrust in Würfel schneiden. 1/4 Sellerieknolle weich kochen, ebenfalls in Würfel schneiden. 1 Mango schälen, entkernen und in kleine Stücke schneiden. Eine Marinade aus 1/2 kleinen Zwiebel, etwas Zitronensaft, Honig, Salz und Pfeffer herstellen und mit den Hähnchen-, Sellerie- und Mangowürfeln mischen. 5 EL Magerjoghurt unterheben. Eventuell dazu 1 dünne Scheibe Weizenvollkornbrot.

Hähnchenbrustfilet mit Kiwi 1 Kiwi schälen, 1 Aprikose entkernen und beides würfeln. 1 Hähnchenbrustfilet mit etwas Paprikapulver und Salz würzen und in einer Pfanne mit etwas Fett gut durchbraten. Anschließend 1 kleine Zwiebel andünsten, die Obstwürfel hinzugeben und mitdünsten. Mit Currypulver würzen und mit etwas Crème fraîche verfeinern, mit Salz abschmecken. Dazu passt Reis.

Hähnchenkeule in Honigmarinade Aus 1 zerdrückten Knoblauchzehe, 1 EL Rapsöl, 1 TL Zitronensaft, 2 TL Honig, 1 TL Tomatenmark, 2 EL Tomatenketchup, Salz und Pfeffer eine Marinade herstellen. 2 Hähnchenkeulen damit bestreichen und 1 Stunde kühl stellen. Anschließend bei 170 °C im Backofen etwa 35 Minuten braten. Dazu passt ein grüner Salat mit Essig-Öl-Marinade.

Hirse – das fröhliche Getreide

Hirse ist wichtig für die körperliche Energie: Sie liefert hochwertiges Pflanzeneiweiß, die Vitamine B1, B2, B6 und Pantothensäure. Und sie versorgt uns mit Eisen. Hirse baut auch seelische Energie in uns auf. Sie enthält Zink für gute Laune. Und sie speichert Sonnenenergie und gibt diese als Kraftpotenzial an unsere Hormone ab.

Hirseflocken mit Erdnüssen 3 bis 4 EL Hirseflocken in einen tiefen Teller geben, 2 geriebene süße Äpfel und ein paar Erdbeeren unterheben und das Ganze einige Minuten stehen lassen. 2 EL Honig mit 1 Becher Naturjoghurt mischen, schaumig schlagen, über die Hirseflocken gießen und mit 2 bis 3 EL klein gehackten Erdnüssen (ohne Salz) bestreuen.

Hirse-Müsli 3 EL Hirseflocken mit 250 ml Heidelbeersaft (Muttersaft, ohne Zucker und ohne Wasser, Reformhaus) übergießen und etwas quellen lassen. Dann mit 1 Becher Naturjoghurt oder Kefirmilch, 1 EL Honig, 1 geraffelten Apfel sowie 7 Walnüssen oder Haselnüssen vermischen. 15 Minuten stehen lassen, dann langsam essen, dabei gut kauen.

Hirse-Pfannkuchen 80 g Hirseflocken mit 250 ml lauwarmer Milch, 1 bis 2 Eiern und etwas Salz zu einem ziemlich festen Teig verarbeiten, 30 Minuten ruhen lassen. In einer Pfanne mit ganz wenig Butter oder Rapsöl daraus Pfannkuchen backen. Dazu 1 Dessertschale mit Apfel- oder Kirschenkompott (aus dem Glas).

Hirse-Salat 40 g Goldhirse mit etwas Salz und 1 Tasse Wasser aufkochen, dann 20 Minuten köcheln lassen, bis kein Wasser mehr da ist. Das Ganze im zugedeckten Topf 1 Stunde quellen lassen. Anschließend mit 150 g schonend gedünsteten grünen Erbsen (Tiefkühlfach), 4 EL klein gehackter Petersilie und 3 EL klein gehacktem Basilikum vermischen. Dazu passt 1 Kopfsalat oder 1/2 kleiner Chinakohl mit Essig-Öl-Marinade oder Zitronensaft-Öl-Marinade.

Ingwer – eine echte Powerwurzel

Die Ingwerwurzel enthält unter anderem pflanzliche Hormonstoffe, die unsere Zellen jung erhalten. Diese Phytohormone kurbeln die Produktion körpereigener Hormone an, die uns vor frühzeitigem Altern schützen. Ingwer ist daher ein Jungmacher.

Ingwer-Suppe 150 g Möhren und 1 Kartoffel schälen und in kleine Stücke schneiden. Frischen Ingwer (ca. 1 cm) schälen und in dünne Scheiben schneiden. 1 kleine Zwiebel grob hacken und in etwas Öl anschwitzen. Möhren, Kartoffel, Ingwer sowie etwas Currypulver dazugeben und mit 200 ml Hühnerbrühe und 100 ml Orangensaft ablöschen. Etwa 30 Minuten köcheln lassen. Anschließend die Suppe pürieren und mit Salz und etwas Crème fraîche abschmecken.

Ingwer-Dip 1 Avocado schälen, halbieren, entkernen und das Fruchtfleisch mit einer Gabel zerdrücken. Mit etwas Zitronensaft vermischen. 1 EL Olivenöl, 1/2 gehackte Knoblauchzehe sowie etwas frisch gehackten Ingwer unter die Avocadomasse rühren und mit Salz und Chilipulver würzen. Mit fertig gekauften Tortillas genießen.

Ingwer-Dressing 1 kleinen Eisbergsalat waschen, putzen und in kleine Stücke schneiden. Aus 1 EL Rapsöl, 50 g saurer Sahne, etwas frisch gehacktem Ingwer, Zitronensaft, Salz und Pfeffer ein Dressing herstellen. Dazu 2 Scheiben Vollkorntoast.

Optimal bei Stress: Mais

Mais ist reich am Nerven-Vitamin B1, stärkt somit unsere Nerven und macht uns stressfest. Mais ist ein natürliches Beruhigungsmittel. Unterstützt wird diese Wirkung vor allem vom Vitamin B5.

Mais-Suppe 1 EL Zwiebelwürfel in etwas Butter andünsten. 1 kleine Dose Mais sowie 1 gelbe, gewürfelte Paprika hinzugeben und mitdünsten. 1/2 l Gemüsebrühe angießen und etwa 10 Minuten köcheln. Anschließend pürieren und ein wenig Sahne hinzugeben. Die Suppe mit Salz und Pfeffer abschmecken.

Mais-Thunfisch-Reis-Salat 1 Tasse Reis in etwas Salzwasser kochen und abkühlen lassen. Mit 1 kleinen Dose Mais sowie 1 Dose Thunfisch mischen. Mit einer Marinade aus Öl, Essig, etwas Senf, Salz und Pfeffer mischen. Etwas frisch gehackte Petersilie untermengen.

Maiskolben in Folie 1 Maiskolben mit Butter bestreichen und mit Salz und Pfeffer würzen. In Alufolie wickeln und etwa 15 Minuten im Backofen bei 200 °C garen. Dazu passt ein grüner Salat mit Essig-Öl-Dressing.

Süße Energie: Mango

Da der Fruchtzucker der Mango rasch ins Blut geht, bringt die Frucht schnelle Energie. Wer regelmäßig Mangos isst, sieht einfach jünger aus, ist aber auch geistig besonders fit.

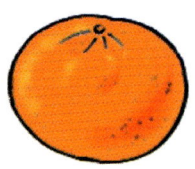

Mango-Müsli 2 Mangos und 1 Banane klein schneiden oder pürieren, mit 2 TL Rosinen und 2 EL klein gehackten Walnüssen verrühren. 1 EL Haferflocken darüberstreuen.

Mango-Salat mit Käsestreifen 1 Mango schälen, entkernen, in Stücke schneiden. 60 g Edamer in Streifen schneiden. 2 EL saure Sahne mit Salz, Pfeffer und Zitronensaft verrühren und mit den Mangowürfeln und den Käsestreifen vermischen. Den Salat auf einem Teller auf Salatblättern anrichten, mit gehackten Erdnüssen und Sojasprossen garnieren. Dazu 1 Scheibe Weizenvollkornbrot.

Prima für die Liebe: Papaya

Papayas aktivieren die Hormonproduktion von Mann und Frau. Und da das auch auf die Sexualhormone zutrifft, werden Liebeslust und Liebeskraft gefördert.

Papaya-Müsli Ein Müsli aus 4 EL Weizenkeimflocken, 25 g Magerquark, 5 EL Milch, 1 EL gehackten Mandeln. Dazu 1 in schmale Streifen geschnittene Papaya.

Papaya-Suppe 150 g Papayawürfel, 200 ml frisch gepressten Orangensaft, 50 g Kefir, 20 ml frisch gepressten Zitronensaft und 2 EL Honig in einem Mixer pürieren. Vor dem Servieren die Suppe kühl stellen.

Gut für Kopf und Liebe – Spargel

Asparagin ist ein Stoff, der uns fit macht, auch für die Liebe. Die Libidowirkung ist außerdem auf die Spurenelemente Zink und Molybdän zurückzuführen, von denen der Spargel reichlich enthält. Spargel stärkt die Nerven und unterstützt so die Konzentration. Zusätzlich aktiviert er in unserem Gehirn die Bildung von Glückshormonen.

Spargel mit Parmesan 500 g Spargel in Salzwasser mit etwas Zitronensaft garen. Mit Olivenöl, Kräutern und frisch geriebenem Parmesan servieren. Dazu 2 Scheiben Vollkornbaguette.

Spargel-Salat 125 g Spargel roh in dünne Scheiben schneiden. Mit 2 EL Olivenöl, 1 bis 2 EL Balsamicoessig, Honig, Salz und Pfeffer marinieren und etwa 1 Stunde ziehen lassen. 1/2 Bund Rucola klein schneiden und unter den Spargel mischen. Etwas Parmesan daraufhobeln. Dazu 2 Scheiben Baguette.

Spargelcremesuppe 250 g grünen Spargel in Stücke schneiden. Die Köpfe zur Seite legen. Die restlichen Spargelstücke in Olivenöl anbraten. 300 ml Gemüsebrühe aufgießen und etwa 15 Minuten köcheln, anschließend pürieren. Mit Crème fraîche und Kerbel verfeinern, mit Salz, Pfeffer und Muskatnuss würzen. Die Spargelköpfe in die Suppe geben und etwa 5 Minuten garen.

Sprossen sind wahre Kraftpakete

Der Vitamin-C-Gehalt vieler Keime und Sprossen steigt beim Keimen um bis zu fünfhundert Prozent, der Gehalt am Provitamin A (Betacarotin) um bis zu dreihundert Prozent an. Beide Vitamine sind wichtig für die Immunabwehr. Auch Mineralstoffe und Spurenelemente vermehren sich beim Keimen enorm.

Sprossen-Salat 1 kleinen Blattsalat waschen, putzen und in kleine Stücke teilen. Mit 100 g Sprossen nach Wahl und 125 g in Streifen geschnittener Putenbrust mischen. Dazu ein Dressing aus 2 EL Öl, 1 EL Essig, 1 EL Sojasauce, etwas Ingwer, Salz und Pfeffer.

Sojabohnensprossen im Wok In einem Wok oder einer großen Pfanne 150 g Rinderhackfleisch im heißen Fett anbraten. 100 g klein geschnittenen Chinakohl, 1/2 gelbe gewürfelte Paprika sowie 80 g Sojabohnensprossen hinzugeben und kurz mitgaren. Mit Sojasauce und etwas Cayennepfeffer würzen. Dazu passt Reis.

Tatsächlich so gesund: Spinat

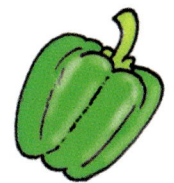

Spinat enthält reichlich vom Anti-Stress-Mineral Magnesium und vom Nerven-Vitamin B1. Es ist somit ein ideales Anti-Stress-Gemüse Er enthält reichlich Folsäure und schützt somit Herz und Kreislauf, bremst die Adernverkalkung und wirkt daher als Jungbrunnen.

Spinat mit Frühstücksspeck 50 g frischen Spinat mit 1 klein geschnittenen Orange mischen. 2 Scheiben Frühstücksspeck anbraten. Aus Senf, Salz und Pfeffer, Paprika, Sojasauce, Apfelessig, Orangensaft und 1 TL Sesamöl ein Dressing bereiten. Alle Zutaten mischen und den Salat mit 1 TL Sesamsamen bestreuen.

Spinat-Soufflé 1/2 Schalotte in etwas Fett andünsten. 50 g Spinat dazugeben und zusammenfallen lassen. 2 Eier verquirlen, mit Salz, Pfeffer und Muskatnuss würzen. Eimasse zum Spinat geben und rühren, bis die Masse gestockt ist. Dazu 2 Scheiben Roggenbrot.

Spinat-Salat 150 g frischen Spinat, 5 Radieschen, 1 kleine Zwiebel, 100 g Cocktailtomaten klein schneiden. Alle Zutaten mischen und mit einem Dressing aus 3 EL Joghurt, 1 EL Rapsöl, 1 EL Balsamicoessig, Salz und Pfeffer anmachen.

Voll entspannt durch Vollkornbrot

Vollkornbrot liefert Magnesium für Herz und Kreislauf, Vitamin B1 für starke Nerven, B6 für Muskeln und Haut, Ballaststoffe für die Verdauung, Eisen fürs Blut.

Vollkornbrot mit Putenbrust 2 Scheiben Vollkorntoast toasten und mit etwas Butter bestreichen. 1 Toastscheibe mit 1 Blatt Salat, 2 dünnen Scheiben Putenbrust, 1 Gurken- und 1 Tomatenscheibe belegen. Etwas Ketchup daraufgeben und die andere Toastscheibe darauflegen. Dazu 1 kleinen Blattsalat mit Essig-Öl-Dressing.

Vollkornbrot mit Schweinebraten 1/2 Gewürzgurke in kleine Würfel hacken, mit 1 Messerspitze Kräutersenf und 40 g Schmelzkäse verrühren, damit 2 dünne Scheiben Roggenvollkornbrot bestreichen. 100 bis 150 g Schweinebraten (in Scheiben) auf eine Scheibe Brot legen, die zweite Scheibe darauflegen.

Ganz allgemein: Das fördert die gute Laune!

- Wenig tierische Fette, besser pflanzliche Fette.
- Maßvoll mit Eiweiß umgehen, also mit Fleisch, Fisch, Milchprodukten.
- In Maßen Kohlenhydrate aufnehmen. Sie geben uns die nötige Energie für Geist und Seele, damit wir gut drauf sind: Reis, Nudeln, Brot, Gemüse, Obst.
- Ganz wichtig in der täglichen Nahrung sind die B-Vitamine. Sie sind eine wertvolle Basis für seelische Gesundheit und Ausge-

glichenheit. Enthalten in: Vollkornproduktes, Fisch, Nüssen und Milchprodukten.

- Wichtig für gute Laune und Nerven: die Mineralstoffe Magnesium, Kalzium und das Spurenelement Zink. Wir finden Magnesium im Naturreis, Kalzium in Milchprodukten, Zink in Fisch sowie in Hühnerbrust.

- Wichtig für die Produktion der Botenstoffe: reichlich Enzyme zu sich nehmen. Diese sind enthalten in Ananas, Papaya und in selbst gezogenen Weizen- und Sojakeimen.

Unter den Nahrungsmitteln, die die Stimmung aufhellen, weil sie die Produktion der dazu notwendigen Botenstoffe anregen, unterscheidet man *vier Gruppen:* die anregenden, die beruhigenden, die ausgleichenden und die glücklich machenden.

- *Anregend:* Joghurt, Nüsse, Gewürznelken, Vanille, Zimt, Orange, Grapefruit, Bohnen.

- *Beruhigend:* Anis, Fisch, Hirse, Kartoffeln, Kopfsalat, Bananen, Ananas, Feigen, Mandarinen. Dazu eine aktuelle interessante Studie der WHO: In Japan, wo traditionell viel Fisch gegessen wird, gibt es viel weniger schlecht gelaunte Menschen als etwa in Mitteleuropa, wo mehr Fleisch als Fisch verzehrt wird.

- *Ausgleichend:* Äpfel, Granatäpfel, Datteln, Paprika, Möhren, Knoblauch, Tomaten.

- *Glücklich machend:* ganz klar – Schokolade! Sehr wirksam ist Trinkschokolade. Außerdem Kräuter wie Bohnenkraut und Borretsch in Soßen und Suppen, frische Petersilie im Salat, Melisse im Salat und als Tee, Rosenblütenblätter als Tee.

Register

Register

Über den Autor

Prof. Hademar Bankhofer, international anerkannter Medizinjournalist auf dem Sektor Naturheilweisen, ist durch seine zahlreichen TV-Auftritte und Kolumnen einem großen Publikum bekannt. Er versteht es, schwierige medizinische Probleme verständlich zu erklären. Aufgrund seiner engen Zusammenarbeit mit medizinischen Koryphäen ist er stets auf dem aktuellen Stand der Wissenschaft und genießt so Anerkennung nicht nur bei einem breiten Publikum, sondern auch in medizinischen Fachkreisen.

Über den Illustrator

Reinhard Habeck, 1962 in Wien geboren, ist freier Schriftsteller und Karikaturist. Seit 1987 ist er tätig für in- und ausländische Agenturen, Verlage und Printmedien. Er ist Schöpfer zahlreicher Cartoon- und Comicserien, darunter »Rüsselmops, der Außerirdische« und »Die Erika-Lachdiät«. Habeck hat nahezu 100 Kinderbücher und Humorbände grafisch gestaltet. Sein Interesse als Autor gilt den Grenzbereichen unseres Wissens. Er veröffentlichte bislang 15 Sachbücher, die in mehrere Sprachen übersetzt wurden, u. a. die Bestseller »Das Licht der Pharaonen« und »Geheimnisvolles Österreich«.

Impressum

© 2008 by Südwest Verlag,
einem Unternehmen der
Verlagsgruppe Random House GmbH,
81673 München

Hinweis
Die Ratschläge in diesem Buch sind von Autor und Verlag sorgfältig erwogen und geprüft, dennoch kann eine Garantie nicht übernommen werden. Eine Haftung des Autors bzw. des Verlags und dessen Beauftragten für Personen-, Sach- und Vermögensschäden ist ausgeschlossen

Projektleitung
Sabine Gnan, Dr. Harald Kämmerer

Redaktion
Nicola Härms, Rheinbach

Layout & Gesamtproducing
Franz Paula, Eresing

Umschlaggestaltung
R.M.E Eschlbeck / Kreuzer / Botzenhardt

Umschlag- & Innenillustrationen
Reinhard Habeck

Druck
Těšínská tiskárna, a.s, Český Těšín
Printed in the Czech Republic

ISBN 978-3-517-08430-5

9817 2635 4453 6271